Yayın Hakları
© Ebru Demirhan

Yayıma Hazırlayan
Hülya Şat

Yayın Danışmanı
Yaprak Çetinkaya

Kapak ve Sayfa Tasarımı
O. Selçuk Özdoğan

Metin Grafikleri
Seda Nerkis

Sayfa Uygulama
Lale Göktürk

Baskı
1. Basım / Şubat 2016 / İSTANBUL
2. Basım / Mart 2016 / İSTANBUL

Bu kitabın her türlü yayın hakları fikir ve sanat eserleri yasası gereğince
LİBROS YAYINCILIK'a aittir.
Libros, Altın Kitaplar Yayınevi'nin tescilli markasıdır.

ISBN 978 - 605 - 9151 - 12 - 2

ALTIN KİTAPLAR YAYINEVİ MATBAASI
Göztepe Mah. Kazım Karabekir Cad. No: 32 Mahmutbey - Bağcılar / İstanbul
Tel: 0.212.446 38 88 pbx • Faks: 0.212.446 38 90
Yayınevi ve Matbaa Sertifika No: 10766

www.libros.com.tr
iletisim@libros.com.tr

Ebru Demirhan

BEDENİN ŞİFA KAPILARI

En büyük öğretmenim oğluma...

İÇİNDEKİLER

Af ve Teşekkür / 7
Gönüllülük ve Yardımseverlik / 9
Oğlum Ata Çınar'ın Hikâyesi / 11
Bu Kitap Neden Yazıldı? / 15
Kullanım Kılavuzu / 17

Şifa Niyetiyle / 21
Sen Şifasın / 23
Geçmişi, Şimdiyi, Geleceği Onarmak için Şifa / 28
Şifa Nasıl Aktive Edilir? / 32
Bedenin Şifa Kapıları / 34
Her Organ Yaşayan Bir Organizmadır / 37
Her Hastalık İçseldir / 41
Yedi Beden Bilgisi / 44
İyileşme Bütüncüldür / 48
Organlarla Bağ Kurmak / 51

İçimizdeki Orkestra / 59
Mide / 61
Kalp / 70
Kan / 79
Beyin / 90
Karaciğer / 103

Gözler / 112
Dalak / 125
Kulaklar / 130
İncebağırsak / 139
Kalınbağırsak / 144
Apandisit / 151
Akciğerler / 156
Böbrekler / 166
Safrakesesi / 173
Pankreas / 178
Cilt / 184
İdrar Kesesi / 195
Periton / 203
Omurganın Bilgeliği / 206
Yaşanmışlığın Mirası, Yüceliğin İfadesi; DNA / 216
Cinsellik-Üreme Alanları / 219
Dişil ve Eril Enerji / 220
Dişi Enerjinin Hastalık İfadeleri / 224
Eril Enerjinin Hastalık İfadeleri 232

Vücudun Kapıları / 241

Eller, Ayaklar ve Dişler Bize Neler Anlatıyor? / 243
Çakralar / 258
Sağ Beden ve Sol Beden / 266
Bir'den Bütüne Açılan Kapı: Şifa / 268

Son Söz / 271

Af ve Teşekkür

Tüm hayatım boyunca her ne olduysa, olmadıysa, olamadıysa; bildiğim ve beni bilen, gördüğüm ve beni gören, duyduğum ve beni duyan herkesi affediyor ve af diliyorum. Bilirim ki her şey özümü hatırlamam içindi. Okumakta olduğunuz kitabın ortaya çıkmasına aracı olan yüce gönüllü ve güçlü oğlum Ata Çınar'a, anneme, babama, kardeşime, Teraman ailesine, yazılarımı sevgi ile işleyen gönüllü Yayın Danışmanım Yaprak Çetinkaya ve ailesine, sabırla yazdıklarımı okuyan ve fikirlerini ileten Seda Nerkis ve tüm ailesine, Berna İlktan ve kızlarına, Lale Yılmaz ve ailesine, Okuma Günleri'ne katılan tüm canlara, tüm öğrencilerime ve danışanlarıma, bugüne kadar içine dahil olduğum, olmakta olduğum ve olacağım tüm hikâyelere, seans ve yaşam anlarını okurlarımızla paylaşan tüm danışanlarıma, bana inanan ve ailesine katan Altın Kitaplar ekibine, Yaşam Tasarım Merkezi'nin büyük ailesine ve tüm mekânlarına teşekkürler.

Söz konusu teşekkür etmek olunca isim listem çok uzun. Ben kısaca "beni sevgisi ya da sevgisizliği ile ben olma yoluna yönlendiren herkese" teşekkür ediyorum.

Bedeni, duyguları, düşünceleri ve ruhuyla iletişimde olan herkesin önünde saygı ile eğiliyorum.

Ebru Demirhan

Gönüllülük ve Yardımseverlik

Hayatı paylaşmak ve birlikte daha çok yaşam üretmek için bir aradayız. Büyüklerimiz, "Olanın olmayana, bilenin bilmeyene borcu var," demiş. Tabii ki alanın da bilgiyi ve imkânı doğru kullanma görevi var. Olan ile olmayan, bilen ile bilmeyen arasında köprü olmak ve hep birlikte yaşamı güzelleştirmek için paylaşarak, yardımlaşarak birleşelim.

Ülkemizde ve dünyamızda yardıma ihtiyacı olan, bilgiyle gelişmeye, olanakların iyileşmesi ile ilerlemeye açık çok fazla kişi var. Şimdiyi güzelleştirmek geleceği olgunlaştırmaktır. Gelecek nesillerden ödünç aldığımız dünyayı en iyi şekilde devretmek için gönüllük, yardımseverlik eylemlerine katılmaya davetlisiniz. Küçük adımlarla anlamlı sonuçlara ulaşırken rol almak isteyebilirsiniz.

Çeşitli konularda faaliyet gösteren Sivil Toplum Kuruluşları (STK) var. Sivil Toplum Kuruluşlarının maddi manevi her türlü paylaşıma ve desteğe ihtiyacı var. Kalbinize en uygun STK'da herhangi bir şekilde yer alabilirsiniz.

Kitabımızla gönüllülük ve yardımseverlik konusuna değinmek istedik. Bu nedenle yayınevimizle birlikte KAÇUV Kanserli Çocuklara Umut Vakfı'nı ve Aile Evi Projesi'ni destekliyoruz.

Kanserli Çocuklara Umut Vakfı "Nerede yaşam varsa, orada umut vardır," felsefesi ile hareket etmektedir. Ebeveynlerinin maddi sorunları nedeniyle tedavileri aksama riski taşıyan 0-17 yaş arasındaki çocukların tedavilerinin sürekliliğini sağlamak amacıyla 2000 yılında İstanbul Üniversitesi Cerrahpaşa Tıp Fakültesi Çocuk Hematoloji ve Onkoloji Servisi'nde çocukları tedavi görmekte olan aileler ve hekimlerinin bir araya gelmesiyle kurulmuştur. Vakıf, faaliyetleri kapsamında hastanelerle işbirlikleri geliştiriyor, kanser tedavisi gören çocuklar ve aileler için sosyal ve psikolojik destek programları hazırlıyor, toplum genelinde çocukluk çağı kanseri farkındalığı yaratacak etkinlikler düzenliyor.

Detaylı bilgiye www.kacuv.org adresinden ulaşabilirsiniz.

Kalplerinize sunarız.
Sevgilerimizle...

Oğlum Ata Çınar'ın Hikâyesi

16 Eylül 2003, Antalya

Ata Çınar beklenenden önce dünyaya geldi. Erken doğmasına rağmen kilo ve boy gibi kriterleri çok iyiydi. Birkaç gün içinde hızla kilo verdi ve tekrar toparlayamadı. Oysa sütüm boldu, ona yetiyor olmalıydı.

Ertesi gün eve çıktık ama gitmemizle dönmemiz bir oldu, çünkü bebeğimiz sapsarıydı. Yenidoğan sarılığı olduğunu düşünmek istiyorduk ama kan tahlilleri başka bir yeri işaret ediyordu; Ata Çınar'ın karaciğeri tam kapasiteyle çalışmıyordu. Sarılığın altında yatan neden hemen anlaşılamadı. Zaman ilerliyor, sürekli zayıflıyor ve bedeninde minik minik yaralar açılıyordu. Yaralardan sonra bunun karaciğerle ilgili bir sorun olduğu düşünüldü ve hemen konu araştırılmaya başlandı.

Çok zayıf ve halsiz, adeta baygın gibi olduğu; bir dönem toparlanıp sonra bağışıklığının tekrar çöktüğü; iğne ve serumların hayatımızın parçası haline geldiği günler, haftalar, aylar geçirdik. Batı Tıbbı'nın bize artık cevap veremediği bir noktadaydık. Oğlumun süreci ile ilgilenen, bugün adını ne yazık ki hatırlayamadığım bir doktor tamamen annelik içgüdüleri ile bana şöyle dedi: "Bu çocuk intihar ediyor ve sevgiye ihtiyacı var. Ne kadar seversen kurtarman o kadar mümkün olur."

Bugün anlıyorum ki o doktor, hekimliğin yanında bizim için bir şifacı, bir yol göstericiydi.

İki yaş üç aylık olduğunda, alternatif tıpla ilgili yöntemlere daha kolay ulaşabilmek amacıyla ailece verilmiş bir kararın sonucunda Ata Çınar'ı da yanıma alarak İstanbul'a taşındım.

Hastalığının yanı sıra onunla ilgili bir sorunum daha vardı; aramızdaki sevgi alışverişi zayıftı. Ona sarılmama ve öpmeme izin vermezdi. Bağışıklık sistemi zayıf olduğu için öpemezdik zaten ya, yine de sevgimi ona sunmak isterdim. Beni çok sevdiğini bilir, bu sevgiyi göstermesini engelleyen hırsı görür ama bir şey yapamazdım. Beni birçok konuda zor durumda bırakacak yaratıcı ve yaramaz taraflarını şimdi gülümseyerek hatırlıyorum.

İstanbul'a yerleştikten kısa süre sonra bir arkadaşımın tavsiyesi üzerine bir kitap okudum ve seminere gittim, ardından bireysel çalışma aldım. Aynı dönemde çeşitli yazarlardan birçok kitap okumaya devam ettim. Öğrendiklerim arasında bir ipin ucunu yakalamıştım; annedeki sorun çözüldüğünde çocuktaki sorun da çözülüyordu. Bu bilgi benim için umut oldu. Devam eden seanslar sırasında hocama, Ata Çınar'ın hastalığından ve tepkilerinden hiç bahsetmemiştim. Sorun bendeydi, benim iyileşmem gerekiyordu.

Çalışmalar çok iyi geldi, artık kendimi çok daha iyi hissediyor, duruma daha farklı bakıyordum. Ama hani ben düzelince o da düzelecekti? Olmuyordu, Ata Çınar hâlâ aynıydı.

Yeni bir yol denemem gerektiğini anladım ve çalışma aldığım merkezi arayıp tüm hikâyeyi anlattım. "Niye daha önce söylemedin, direkt ona çalışırdık, hemen gel," dediler. Gittim.

Bir aile draması açtık. Dramada Ata Çınar'ı, babasını, beni, hastalığı ve şu an anımsayamadığım birkaç dinamiği daha alana koyduk. Ata Çınar'ı temsil eden kişi kodlanır kodlanmaz, "Sen beni istemedin ki!" dedi. Böyle çarpıcı bir cümle ile başlayan ve ağlama krizlerim yüzünden ara vermemiz nedeniyle saatler süren o çalışmada yeni bir şey öğrendim. Ailevi bazı nedenlerden dolayı bebeğimin kız olmasını istiyordum ve erkek olduğunu öğrendiğimde çok üzülüp ağlamıştım. O gün bebeğimin bilinçaltına, "Annem beni istemiyor," tohumunu hiç farkında olmadan ekmiştim. Çalışmada bu kodu temizledik, hastalığı da odadan kovduk ve drama bitti.

Oradan çıkıp kreşe gittim.

İstanbul'a geleli altı ay olmuştu.

Ata Çınar o gün ilk defa koşa koşa kapıya geldi ve sevinçle, "Annem gelmiş!" dedi.

O gün ilk defa öyle candan sarıldık ki biz Ata Çınar'la...

Önceki halimizi bilen öğretmenler birbirlerini çağırmış bize bakıyorlardı.

Bildiğim kelimelerle tarif edemediğim için daha fazlasını anlatamayacağım dakikalardı.

Eve geldik. Yine benimle yatmak istedi ama bu sefer öncenin tersine, rahat bir uyku çekmek için.

Çok huzurlu uyudu, bense sabaha kadar onu seyrettim.

Sabah kalktık. Her günkü gibi yaralarına pansuman yapacaktım. Pijamasını çıkardım ama üstünde ne yara ne de başka bir iz vardı. Şaşkınlıktan sevinç çığlıkları atmaya başladım. Sesimi duyan komşular üzerlerinde ne varsa öylece fırlayıp bizim eve gelmişlerdi. Ata Çınar üstü çıplak bir halde evin ortasında duruyor ve herkes ona bakıyordu. O da meraklanmış, "Anne ne olmuş? Ne olmuş anne?" diye sorup duruyordu. Beden yaraları, izleri ile birlikte uçup gitmişti.

İyileşmenin seyrini daha önce deneyimlememiş olduğum için o andan sonra ne beklememiz gerektiğini bilmiyordum. Şükür ki her şey çok iyi gitti, Ata Çınar'ın karaciğeri iyileşti. Bana yeniden bağlandı. "Anne," değil, "Annemmm!" demeye başladı. Öfke karaciğerin konusuymuş. "Annem beni istemedi!" kodlaması ve bilinçaltı hikâyesi ortadan kalkınca karaciğer düzelmişti.

Bu deneyim benim yeni bir şeyi fark etmemi sağladı; şifayı...

Ata Çınar'ın olmadığı bir yerde, onun ruhunu ve bilinçaltını ikna edebildiğim bir alanda şifadan başka neden bahsedebilirdik ki? Bu ancak sevginin gücü olabilirdi.

Öte yandan benim hayatım da onarılmıştı; endişelerim kaybolmuştu, umudum geri gelmişti. Şifanın ne kadar büyük bir kavram olduğunu böyle bir olayın içinde çok daha iyi anlamıştım.

Sonrasında Ata Çınar da içindeki şifayı kendiliğinden aktive etti ve minik bir şifacı oldu. Verdiği yaşam mücadelesi ve içindeki gücü gördükçe varlığına şükrediyorum. Hepimize şifanın, sevginin gücüyle mucizelerin varlığını tekrar hatırlattı. Bizimle birlikte olduğu için, en büyük öğretmenim olduğu için minnettarım.

Bizim hikâyemiz böyle olgunlaştı ve devam ediyor. Bakalım sizler neler yaşayacak, neler yazacaksınız tarihinize.

Kendi şifanıza yapacağınız bu yolculukta iyi seyirler dilerim.

Bu Kitap Neden Yazıldı?

Bu kitap;
Kendini tanıman, bedeninin mükemmelliğini görmen ve şifaya açılman için,

Fazla asit salgılayan miden ve taş üreten böbreğinle tanışman, omurganın bilgeliğinden faydalanman ve affetmeyi öğrenmen için,

Bedeninin içindeki her şeyi; duygularını, düşüncelerini, atalarından DNA ile aldığın tüm pozitif ve negatif miraslarını bilmen için,

Geleceğine dair ne kurguladığını, kendine nasıl bir yaşlanma süreci çizdiğini görmen için,

Çocuklarının hayatına nasıl etki edeceğini fark etmen, kendin ve onlar için en verimli yolu bulabilmen için,

Hastalıkların dışsal değil içsel olduğunu, kendini hasta etme gücün kadar iyileştirme ve onarma gücün de bulunduğunu bilmen için,

Duygu ve düşüncelerini yakalayarak kendi kendine ne yaptığını keşfetmen için,

Derinliğine ve özüne açılırken keyifle "Yelkenler fora," diyebilmen için,

Sürekli başı ağrıyan arkadaşını, hep yorgun olan eşini, beden ağrılarından bahseden anneni anlaman, çocuğunun sebebi bulunamayan karın ağrısının altında yatanı görmen için,

Henüz doğmayan çocuğun, ailenin tüm bireyleri, neden öldüğünü bilmediğin deden, kaza geçiren komşun, operasyona ihtiyaç duyan patronun...

Seni ilgilendiren ve ilgilendirmeyen herkes için,

Ama en çok da senin için yazıldı...

Kullanım Kılavuzu

Herkesin kendince okuma yöntemleri vardır ve en iyisi budur. O yüzden bu kitabı canınız nasıl isterse öyle okuyun. Sizden tek ricam, kalbinizle okumanız.

Bunun dışında bir iki tavsiyede de bulunabilirim.

Önce sorun yaşadığınız organdan başlayabilir, okuduklarınızdan kalbinize dokunan cümlelerin altını çizebilir, bir işaret koyabilir ya da başka bir yere not edebilirsiniz. Bu cümlelerden yararlanarak onarma cümlelerinizi hazırlayabilirsiniz. Günlük yaşamın içine bu cümleleri yerleştirmenizi, yani arada bir tekrar etmenizi tavsiye ederim. Organı hastalığa götüren duygu ve düşünceleri fark ettikçe altı çizili cümlelere tekrar bakın; kalbinize dokunanların azaldığını göreceksiniz. Böylece iyileşen duygu ve düşüncelerinizi de görebilirsiniz.

Yazı, her okunduğunda algıya göre yeniden şekillenen bir ifadedir. Bu nedenle ara ara yeniden okumanızda fayda var.

Kişiye göre farklılıklar gösterebilmekle birlikte burada yazılan ortalama nedenlerden biri size uygun olabilir.

Bedenle iletişime geçmek için bu kitabı aracı olarak kullanabilirsiniz. Sabah uyandığınızda, "Bugün hangi organımın şifaya ihtiyacı var?" ya da "Bugün bedenimde en çok şefkat talep eden organ/konu nedir?" diye sorup kitabı rastgele açabilirsiniz. "Günün Şifası" gibi isimler kullanıp her gün bir organınıza okuduklarınız üzerinden seslenebilirsiniz.

Bildiğiniz ama kullanmadığınız bir dili yeniden öğreten bu kitap düşünerek, hissederek, gözlemleyerek ve yaşayarak şifaya açılan kapınız olsun.

Amin ki öyledir.

Önemli Bir Hatırlatma

Her insanın birbirinden farklı sorunları ve süreçleri vardır. Kitabı hazırlarken organların ve hastalıkların ardında yatan nedenlerden "en sık rastladıklarımız"a yer verdik. Böylece çok daha kolay anlaşılır ve verimli olur düşüncesindeyiz. Bu kitap insanın kendi iç dünyasını tanıması için bir araç olması niyetiyle yazılmıştır. Veriler insanları etiketlemek için kullanılmamalıdır. Örneğin yüzünde sivilce sorunu olan herkese, "Cinsel düşüncelerinden utanıyor demek ki," diye bakarsak çok yanılırız. Buradaki bilgiler birçok insandaki ortak duygular, düşünceler, ruhsal yönelimler üzerine derlenmiştir.

Bu kitap boyunca organlar, parmaklar, eller, ayaklar, dişler üzerinde sadece olumsuz olanları yazdık, çünkü negatifi pozitife çevirmek niyetindeyiz. "Bedende hiç mi olumlu bir şey yok?" diyebilirsiniz. Bedenin ana işleyişi şifa üzerinedir. Biz sadece dikkatinizi hastalıkların kaynağına çevirmeye çalışıyoruz. Burada amacımız ağrıyan dişin/parmağın/organın altında yatan sebebi kolayca bulmanız. Sıkıntı olmayan noktada negatif kayıt da yok demektir.

Onarma Cümlesi Nasıl Yazılır?

Örneğin midenin size seslenişini okurken, "Kızgınlık asit üretimimi artırıyor, beni hasta ediyor," cümlesi dikkatinizi çekti. Sorununuzun bu olabileceğini düşündünüz. Onarma cümleniz, "Sevgili midem, yediğim her besini sevgiyle öğütüyorum. Ben anlayışım," şeklinde olabilir.

Düzenleme, onarma cümleleri anlamda ve yazımda negatif kelime içermemeli. Öfkemin azalması, hırsımın dengelenmesi, yalnızlığımın azalması gibi cümleler daha olumsuz sonuçlara sebep olabilir. Onarma cümlesi üretirken o konuyla ilgili gerçekten ne olmasına niyet ettiğinizi düşünün ve onu söyleyin.

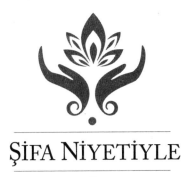

ŞİFA NİYETİYLE

Sen Şifasın

Düştüğünde acıyan yerini eliyle ovuşturan çocuk,
Çiçekleri herkesinkinden daha fazla coşan kadın,
Yemekleri kimseninkine benzemeyen anne,
Tabloları ile büyüleyen ressam,
Sesi ile kalbinize dokunan şarkıcı,
Kelimeleri ile insanı yeni dünyalarla tanıştıran yazar,
Anlattıkları yıllarca akıllardan çıkmayan öğretmen,
Islık çalarak yerleri güzelce süpüren belediye görevlisi,
Yaptığı temizlikle "Ohhhhh" dedirten kadın,
Kazandığı parayla ailesine refah sağlayan mutlu adam,
Eli hafif hemşire,
Esprileri ile size kahkahalar attıran arkadaşınız,
Girdiği ortama huzur veren komşunuz...

Hepsi, hepimiz şifacıyız. Daha doğrusu şifanın ta kendisiyiz; bugün unutmuş olsak bile...

Hepimiz kendi hayatlarımızda şifayı bir yerinden tutuyoruz, farkında olarak ya da olmayarak. En iyi yaptığınız şeye bakın, işte orada şifacısınız. Şimdi bunu bütüne yayma zamanı.

> **Hepimiz şifayı bir yerinden tutuyoruz. En iyi yaptığınız şey işte orada; şifa..**

Şifa hepimizde her zaman vardır. Artı bir özellik değildir. Doğamızdan gelir. İlahi sistemde "şifacılık" diye bir tanım yoktur, "şifa olmak" vardır. Bir insan şifa olur ve doğal olarak şifa yayar. Bizler durumu anlatmak için bir sıfata başvurma zorunluluğundan "şifacılık" desek de şifa olmak ya da şifa olmamaktır söz konusu olan.

Her insan doğarken şifadır, hayatın içinde de şifa olmaya devam etmeyi seçer ya da seçmez.

Tarihimize baktığımızda Şamanizm, ot şifacıları, ocaklar, şifahaneler ile bu anlamda çok dolu bir kültür görürüz. Ancak bizden öncekiler unuttuğu için bize doğru gelirken de artık varlığı hatırlanmaz oldu içimizdeki şifanın...

Göçebe yaşamda atalarımız her koşulda hemen çareler ürettiler ve uyguladılar. Doğayı, malzemeyi, insanı, hastalığı iyi tanıyorlardı. Yerleşik yaşama geçildiğinde ise hep aynı malzemeleri kullanmak ve kendileri üretmekten çok başkalarının ürettiğini almaya başlamak bu gücü zamanla unutmalarına neden oldu. Artık herkesin bir işi vardı; terzi, marangoz, şifacı, fırıncı... Bir kişi şifacı oldu ve herkes ona gitti. Elden ele geçerken zayıfladı ve doğduğumuzda kimse bize şifa olduğumuzu söylemedi. Biz şifayı bilen ama unutmuş çocuklardık, bizim çocuklarımız da şimdi öyle...

Uzakdoğu ve Orta Asya'nın bir kısmı unuttuğunu hızla hatırlarken Avrupa'nın doğusundan başlayarak batıya doğru zayıfladı bu bilgi ve sonrasında neredeyse hiç kullanılmadı.

Bir tarafta çok güzel ve hızlı sonuçlar alan Batı Tıbbı gelişirken diğer tarafta otlar, el şifaları, biyoenerjiler ve sezgilerin kullanılması gibi çalışmalar, yani Doğu Tıbbı vardı. Sistemin istediği ikisini bir araya getirmek ve daha güzel sonuç almaktı. Ancak insan özellikle de o dönemlerde ayrımcılık bilincine sahip olduğu için bunu ayırmayı ve taraflar birbirini reddetmeyi seçti.

Şifa Unutuldu

Doğadan esinlenerek üretilen şifa yöntemleri yerini kimyasal ilaçlara bıraktı. Bu da insanlığın giderek yozlaşan tarafının başka bir sembolü haline geldi. Sende var olan bir gücün kuşaklar boyunca yok sayılarak gelmesi ve içinde ne olduğunu bilmediğin kapsüle bel bağlamak gibi son derece suni ve verimsiz sonuçlar kaldı elimizde.

Şifayı hatırlamak Batı Tıbbı'nı reddetmek değildir oysa. Kolunuz kırıldıysa size o anda müdahale edecek olan Batı Tıbbı'dır. Bedende hastalık ilerlediyse ve cerrahi müdahaleye ihtiyaç varsa bunu gerçekleştirecek olan Batı Tıbbı'dır. Ancak bir mideyi ameliyat ettiğinizde sadece organın bileşkeleri ile ilgilenmiş olursunuz; organı hasta eden duygu ve düşünceye dönülmediği için yeniden midede ya da incebağırsakta, ardından kalınbağırsakta derken vücudun farklı yerlerinde başka hastalıklar ortaya çıkar. Bu nedenle sağlıklı ve şifalı olan, Doğu Tıbbı ile Batı Tıbbı'nın eş zamanlı gitmesidir. Aksi takdirde hastaneler tekrar tekrar aynı tahliller ve işlemler için sıra bekleyen hastalarla, sokaklar hastalıktan şikâyet eden insanlarla dolup taşmaya devam edecektir.

Batı Tıbbı yeterli olsaydı hastaneleri büyütmez, yerine parkbahçe yapardık. Şifamızı hatırlayıp kullansaydık hastane yerine oyun parklarına götürürdük çocuklarımızı. Burada hemen belirtmeliyim ki hekimlere saygım sonsuz. Onlar olmasa öncelikle her şeyin başı olan doğum oldukça zor olabilirdi. Ancak sağlıkta daha iyisi için malzememiz var, birlikte ilerleyelim derim.

Şifa Şimdi Tekrar Hatırlanıyor

Çoğunlukla sağlık sorunları yaşayan ve Batı Tıbbı'nın duygu ve düşünceyi dışarıda bırakan yaklaşımının kendisine iyi gelmediğini fark eden insanlar "şifa"yı tekrar keşfediyor. Şifa ile buluşanların öncelikle kendi hayatlarında sağlık sorunları yaşamaları tesadüf ya da abartılı hayat öyküleri değildir. Bu insanlar "Başka bir yol daha olmalı," diye düşünmeye başlamış, bu yolu keşfedip şifaya kavuştuklarında, "Ben bunu yaşadım, içimde şifa var," demişlerdir. Böylece buna inanması gereken insan kitlesine anlatmak üzere elle tutulur bir örnek yaratmışlardır.

> Trafik kazalarının sonuçları, bebeklerde ve çocuklarda ortaya çıkan hastalıklar ve diğer tüm sağlık sorunları insanı şifaya götüren yolun başıdır. Tabii ki yaşanan süreç zorluklar içerir ama durup sakinleşince bir de bakarsınız ki bu olay sizin için bir hediyeymiş.

Bakış açınız değişince, "O hastalık olmasaydı...." diye başlayan olumlu cümleler kurmaya başlarsınız.

Tıpkı benim, "O hastalık olmasaydı bugün binlerce insana dokunamayacaktım ve kendi yolculuğumda bu kadar derinleşemeyecektim," benzeri cümleler kurduğum gibi...

Bugüne kadar binlerce kişi şifa hakkında kitaplar yazdı, seminerler verdi ve kendi frekanslarındaki insanlara ulaştı ama hâlâ haberi olmayan milyarlarca insan var. Ben de alanıma girenlere ve alanına girdiklerime dokunabilmeye, şifanın içimizde olduğunu bir kez daha anlatmaya, şifa farkındalığı oluşturmaya niyet ediyorum.

Geçmişi, Şimdiyi, Geleceği Onarmak için Şifa

Hangi kitabı açarsak açalım dünyanın geçmişinde, zamanın izlerinde insanlığın acısını görüyoruz. Çoğunlukla savaş hikâyelerini okuyoruz ve her millet aynı toprak için aynı anda olanları başka başka anlatıyor. Karmaşa zamanımızın vazgeçilmezi olmaya böylece devam ediyor.

İnsan var oldu olalı güneş, her yeni günde umutla günümüzü, yüzümüzü, içimizi ısıtmaya gelirken gecenin karası içine işlemiş kalpler olarak fenalıklara devam ettik. Dünyaya ve insanlığa taşıyamayacağı yükler bıraktık. Ayın ışığı da yetmedi yolumuzu bulmamıza.

Ne güneşteydi çözüm ne de ayda.

İnsan olarak, o korkunç savaşların bazen yöneticisi olduk, bazen karar vereni, bazen de içinde kaybolup gideni. Ya evinde bekleyenlere ne demeli? İçlerindeki umut tükenirken yüzleri de eskiyen eşlere ve çocuklara... Zaman oldu toprak için savaştık, zamanı geldi paraydı savaşa sürükleyen. Bazen de kendimizi, yerimizi, yurdumuzu korumak istedik. Ne babalar, kocalar, kardeşler, oğullar verdik savaş uğruna toprağa. Önce kanları sonra bedenleriyle...

Ama toprak daha fazlasını istemiyor artık.

Doğayla bir atması gereken kalplerimiz doğaya karşı oluverdi. Doğanın anaçlığından faydalandık, hakkını vermedik. Sunduğu her şeyi alıp kaynaklarını kuruttuk. Besin zincirini gözlemledik fakat doğru anlamadık. "Güçlü olan zayıf olanı yer," dedik de güç ne demek anlayamadık. Bize sahip çıkan doğaya sahip olmaya çalıştık, beceremedik.

Para uğruna neler yapmadık ki. İnsan tarafından üretilen kâğıtların insan tarafından yüklenen anlamları nesiller boyu kirlenerek aktı. Savaşlar, uyuşturucular, silahlar...

Bilgiye olan sadakatsizlik, karanlık ile bilgiyi örtme çabalarımız nice zekâyı öldürdü.

Ve kaybolduk...

Şimdide, "an"da durup geçmişe bakınca insanlığın kaybettiğini açıkça görüyoruz. Ne büyük ayıplarımız var. Düşününce, bir kitap okuyunca, bir film izleyince kalbimizde sızı hissediyoruz. Tek tek insanların, toplumların, kültürlerin çektiği acılar kimseye faydası olmayan yükler oluşturmaya devam ediyor. Hepsine kızıyoruz ve kızarak acıların tümünü öfke ile canlı tutmaya devam ediyoruz.

Yükümüz daha da artıyor.

İçinde bulunduğumuz zamanda tüm dünya geçmişine olan kızgınlıkla anı kirletiyor ve gelecekten bir şeyler bekliyoruz. Ne ironik!

İnsanın özü ile birlikte olması günümüzde "spritüellik" ya da "ruhsallık" diye anılıyor. Oysa aklıyla, kalbiyle, ruhuyla bir olan "insan"dır. Bir isim takıp karşısında durmak geçmişin izlerinin devamıdır.

Kimsenin kimseye karşı olmasına gerek yok. İnsan "ol"maya geldik. Olalım, verdiğimiz sözü tutalım ve insanlığa ayıplar eklemek yerine "ol"manın yollarına düşelim.

Dünyanın geçmişinde, kendi bireysel ya da aile geçmişimizde her ne oldu ise şifalandırmanın zamanı şimdi. Bırakalım şifamız çalışsın, affetmek ve af dilemek yerini bulsun. Güneş her gün kalplerimize dokunsun, ay her gece yolumuza arkadaş olsun.

Gelecekten umudumuz varsa, işe geçmişin yüklerinden kurtulmakla başlayalım. Şimdide, anda sağlıklı kalmayı başaralım ve yönümüzü geleceğe çevirelim. Çocuklarımız, torunlarımız ve onların torunları için hep birlikte geçmişin yüklerinden şifa ile arınalım.

İçimizde yapamadığımızı dışımızda yapamayacağımız için ilk adım bedenimizi, ruhumuzu, duygularımızı, zihnimizi yani kendimizi onarmak olsun. Geçmişin öğretisini alalım ve acılarını temizleyelim. Anın, geleceğimizin, nesillerin, havanın, suyun, toprağın buna çok ihtiyacı var.

Kendini şifalandıran her insan bastığı yeri, soluduğu havayı, içtiği suyu, var olduğu her anı da onarır, güzelleştirir. Önce kendimize, ardından diğerlerine ve doğaya olan borcumuz şifa ile uyumlanmaktır.

Kendiniz için en iyi yolu bulmanıza, en doğru şekilde şifa ile buluşmanıza ve tüm zamanları kendinizle birlikte onarmanıza niyet ediyorum.

Şifa Nasıl Aktive Edilir?

Göksel âlemin yüksek bir frekansından bizim payımıza düşen sevgi dolu enerjidir şifa... Şifa, avuç içlerimizde ve ayakaltlarımızda, gözlerimizde ve sesimizde yoğun akış gösteren bir enerjidir. Avuç içlerimizin şifalı olması her şeyi dokunarak hisseden varlıklar olmamızdan ileri gelir. Doğası gereği şifayı sol el ile alır, sağ ile veririz. Ayakaltlarımız ise dünya ile bağlantımız, enerji temizliği ve alışverişi ile ilgili anlamlar taşır ve bu nedenle şifalıdır.

DNA kayıtlarımızda bulunan şifa, bir kütüphanenin en arkalardaki tozlu raflarda unutulmuş kitap gibidir. Onu bulup temizlemek ve kullanmak için güvendiğimiz bir elden uyumlanma almamız gerekebilir. Bu uyumlanma sırasında eller, ayakaltları, ses ve gözler yeniden eski aktif şifasına döner. Uyumlanma almış kişinin çabalamasına, artı bir şey yapmasına gerek yoktur. Örneğin sadece mırıldanarak sokakta gezmesi etrafına bir kilometre çapında şifa yayması için yeterlidir. Bakış alanına giren canlı cansız ne varsa şifaya konu olur.

Bazı insanlar kendi şifalarını aktive edebilirler. Kişi sürekli, "Ben şifayım, ben sevgiyim," demeye başlarsa günü geldiğinde kalbi ona artık "şifa ol"duğunu söyleyecektir.

Bir de ruhsal seçimleri ile doğuştan şifa olarak gelenler vardır. Bu insanlar özellikle belli dönemlerde onlara en çok ihtiyaç duyulan topraklara gelirler. Bu topraklar verimsiz, üzerinde yaşayan insanlar mutsuzdur. Yüzyıllar boyunca üst üste yaşanan ölüm, acı ve doğal afetlerin enerjisi toprakta korunmaya devam etmektedir. Bu topraklara gelen şifacıların eski medeniyetleri de şifalandırması, toprağı onarması amaçlanır. Onlar, "rehber varlık" olarak da adlandırılır. Dünya tarihinden olduğu gibi kendi kişisel tarihinizden de bu rehber insanlara en az bir örnek hatırlayabilirsiniz.

Bedenin Şifa Kapıları

Söz konusu enerji olduğu için mekânın ve zamanın önemi yoktur. Talep olduğu sürece her yere gönderilebilir, her yerden alınabilir ve her durumda kullanılabilir. Mekânlar, insanlar, organlar, kaslar, duygular, elektronik cihazlar, sokakta olagelen olaylar, patlayan bir boru; aklınıza gelen herkes, her şey ve durum şifanın konusudur.

Şifayı elle aktaran da vardır, sözle veya gözle aktaran da...

1. El Şifası

Tarihimizde bize en çok ulaşan yöntem el şifasıdır. En kolay kullanılan şifa kanalıdır. En azından aklımıza öyle aktarılmıştır. Peygamberlerden kalan mucize hikâyeleri genellikle dokunarak gerçekleşenlerdir. Masaj gibi elle yapılan rahatlatıcı teknikler de şifada aklımıza önce elleri getirir. Eller ilahi sistemden çakralar aracılığıyla alınan sevgi şifasının kanatlarıdır. Nasıl bir kuşun kanatları ona hareket veriyor ve dışarıya bir frekans yayıyorsa, eller de aynen böyle şifa yayar.

2. Göz Şifası

İlahi sistemden gelen sevgi şifasının dışarıya akışının en yoğun olduğu organlar gözlerdir. Onlar bedenimizdeki en yoğun ve güçlü enerji kapılarıdır. Şifasının farkında olmayanlar için enerji sarfiyat noktalarıdır. Niyet iyi olunca gözler de iyidir, niyet negatif ise gözler de negatiftir. Dilimizde yer alan "kem göz" ifadesi buna örnektir.

Göz renkleri, kullandığımız şifa kaynağını ifade eder. Bu da bir seçimdir. Ruh bedenlenmeden önce şifa kaynağını belirler, ilahi düzen ise bu seçimi onaylar. Her göz kendi elementinden şifayı toplar, işletir ve elementine tekrar yayar.

Mavi-lacivert gözler hava; yeşil gözler su; bal rengi ve ela gözler güneş ve bitki örtüsü; siyah ve kahverengi gözler ise toprak elementi ile çalışır.

Bunların tamamı kendiliğinden olan işlemlerdir, doğal sürecinde gelişir ve özel bir çaba gerektirmez. Göz şifası bilinç ile aktive olur ve kullanılır. Bilinçli kullanıldığı sürece mucizeler yaratır. Görüş alanına giren, görünen ve görünmeyen her şeyi şifalandırma, şifayı toplama ve yeniden yayma gücü vardır.

3. Ses Şifası

Bilimin kanıtladığı gibi her şey sesten oluşur. Hücrelerimizin içindeki "aum" sesi vardır. Her şey kendi frekansını ses aracılığı ile yayar. Her ses kendi manyetik alanında sürekli etkilidir. Sesin bilinçle yükselen şifası bireysel hastalıklarda, ortak bilincin onarılmasında ve mekânların arınmasında büyük rol oynar. Sesin çıkış yeri olan gırtlak, kalp ile beyni bağlayan boynun içindedir. Yani sesin, akıl ve duygu ile harmanlanması esas olandır. Ses şifasına uyumlanan kişiler sadece mırıldanarak bile şifa yayabilirler.

4. Ayak Şifası

Ayakaltları da eller gibi şifanın temasla toplandığı ve yayıldığı alanlardır. Ayaklar ile dünyaya ve mekanlara temas ederiz. Topraktan toplanan şifa sol ayak altından alınır, hızlıca bedeni temizler ve sağ ayak altından geri verilir. Kişi şifayla uyumlandıktan sonra bastığı her yer ve her şey şifalanmaya başlar.

Şifaya Odaklanın

Şifa var olan, olmuş olan ve olacak olan her şeyi iyileştirmek için insana verilmiş armağandır. Tüm bedeninizi şifaya odaklarsanız her an, her konuda mucizeye açılırsınız. Hayatta el, göz, ses, ayak şifasını kullanarak denge ve uyumda kalmaktan daha verimli ne olabilir?

Şifayı kolayca kullanmanız için küçük bir öneri: İçecekleri, özellikle de suyu bardaktayken iki elinizin arasında tutun, gülen gözlerle bakın ve suyun olmasını istediğiniz şeyi sesli ya da içinizden söyleyin. Örneğin; "Sen sevgi ve şifasın.", "Güvensin.", "Bolluk bereketsin." gibi dileklerinizi sesli bir şekilde aktarın, sonra suyunuzu için.

Her Organ Yaşayan Bir Organizmadır

Tüm organlar hücrelerin bir araya gelmesinden oluşur ve her organın ayrı bir konusu vardır. Hücreler organın konusuna göre bir arada duran ve çalışan bir bütünlüğün minik ve anlamlı ifadeleridir. Bir insan vücudunda trilyonlarca hücre vardır. Minicik hücrenin içinde birçok dinamik aktif haldedir. Bazı bilim adamları hücrenin içinde evrenin sesi olarak kabul edilen "aum" sesinin olduğunu söyler. Her hücre, bulunduğu organda "aum" sesi verirken diğer yandan da bütünün frekansını hep bir ağızdan söylemeye devam eder.

Her organ hem tek başına yaşayan bir organizma hem de bütünün parçasıdır. Tıpkı evrenin bir parçası olan insanlar gibi.

Her organ kendi içindeki hücrelerin ortak ritmi ile titreşir. Organlar kendilerini ilgilendiren duygu ve düşünceleri biriktirirler. Biriken duygu ve düşünceler negatif ise ritim bozulmaya başlar. Örneğin mide, konusu olan "ben olmak" duygusu ile titreşirken sakin ve kendi ritmindedir. "Ben olamamak" duygusu ile titreşirse asidi artar, yaşayan o canlı organizma asit yüklü ve bozulmuş bir titreşime geçer. Bu frekans diğer organların da titreşimini bozarak bedende ağrı, sızı gibi belirtilere, sonrasında da hastalığa neden olabilir.

Hastalıklarda ana kaynak her zaman düşünce ve duygulardır.

"Bu duygu ve düşüncelerin kaynağı nedir?" diye sorabilirsiniz. Zihin, oluştuğu andan itibaren durmayan bir mekanizmadır. Kalp de öyle. Elbette bilinçaltını yabana atamayız. Bir de ruhu düşünelim ki bedenden önce var olup bedenin ölümünden sonsuza kadar da var olacaktır. Yani farkında olalım ya da olmayalım sürekli çalışan bir mekanizmayız. Ölçülebilir ortamlarda anlaşılmış ki, insan her bir dakika düşünerek 350 kelime üretiyor ve en hızlı konuşabilen insan her dakikada ancak 120 kelime sarf edebiliyor. Kalan 230 kelime ne oluyor dersiniz? Her dakika 120 kelime sarf edemediğimizi de düşünürsek çok daha fazla kelime, düşünce olarak kalıyor demektir.

Düşünce hiçbir zaman yalnız değildir, her zaman yanında bir duygu vardır. İfade edilmeyen kelimelerin de her biri kendisi ile ilgili duygularla eşleşir. Bir örnek verelim... Çekiç deyince herkesin aklına kırmızı renk gelir. Çünkü çoğu insan duvara çiviyi çakmasının nedeni olan tablonun güzelliği yerine çekiçle eline vurduğunda hissettiği acıyı hatırlar. Çekicin arkasında acının (kırmızı) olması gibi her düşüncenin arka ekranında hep bir duygu vardır.

Yara bandı deyince aklınıza neler gelir? Kesik? Kan? Tentürdiyot? Çocukken düşüp kanattığınız diziniz? Çocukluğunuz aklınıza gelir belki ama düşmeden hemen önce ne kadar eğlenmekte olduğunuzu hatırlamazsınız. Hatırladığınız genelde negatif duygudur.

Başarı denildiği zaman aklınıza başardığınız anlarla birlikte başaramadıklarınız ve hüzün de gelebilir. Elma deyince elmalı pasta, ağaca çıkılan çocukluk günleri, içinde kurt gördüğün an, ilk aşkına elma verdiğin güzel günler...

Siz sadece düşünceyi hatırladığınızı sanır ve arka ekranda görünen duyguları ifade etmezsiniz. Oysa geriye kalan en az 230 kelime ile bağlantılı duyguların hepsi birleşip ikiye katlanmış ve bedendeki yerini almıştır. Görülmeyen ama her dakika artan çok etkili bir yük...

Başının üstünde kocaman meyve sepetleri taşıyan Afrikalı kadınları düşünün... Tıpkı onlar gibi başınızın üstünde hiç boşalmayan bir sepet oluşur. İlahi sistem bedende meridyen noktalarını tanımlamış ve bu birikimin bedene yayılmasını sağlamıştır. Toplam 368 meridyen noktası vardır, her birisi en az 3 duygu ve 3 düşünceyi barındırmaktadır. İfade edilmeyen tüm duygu ve düşünceler kendine ait meridyene yerleşir. Güvenle ilgili düşünce ve duygu safrakesesine, endişe dalağa, öfke karaciğere, dişilik ve üretkenlik rahim ve yumurtalıklara, saldırganlık dişlere, kararsızlık diş etlerine, ilişkiler böbreklere derken bedendeki 368 noktaya her dakika dağıtım gerçekleşir.

Vücuda dağılan duygu ve düşünceler pozitifse hücre ile uyumlu titreşir, sorunlu ise yerleştikleri hücrelerin frekansını bozarak üzerinde baskı yapmaya başlar. İçleri su dolu olduğu için son derece elastik olan hücrelerin şekli bu baskının etkisi ile bozulur. Bu bozulma diğer hücrelere de hızla bulaşır ve bu durum hastalıkla sonuçlanır.

Dakikada 230 kelimenin yıllar içinde nasıl bir yük oluşturabileceğini düşünün... Çok şükür ki düşündüğümüz ve hissettiğimiz kadar hasta olmuyoruz, çünkü bir taraftan da sistem bizi koruyor. Hiç durmayan bir akışın içindeyiz; ilahi sistemden alıyor dünyaya veriyor, dünyadan alıyor ilahi sisteme veriyoruz. Bu sırada bağlantı bedenimiz çalışıyor; denizle, güneşle, havayla, neşeyle, mutlulukla besleniyor. Hücrelerin yapısını sağlıklı tutan sevgi ve neşe şifaya dönüşüyor.

Her Hastalık İçseldir

İyileşmek için hastalık en güzel araçtır.
Hastalık; bireysel, ailesel ve toplumsal iyileşmeye dönük mesajdır.
Hastalık, farkında olmamaktır. Şifanın, bedeninin farkında olmamak; hücrenin, organın, düşüncenin, duygunun, bu dünyada neden var olduğunun farkında olmamak ve hepsinin üstünde dünyaya gelmeden önce Yaradan'a verdiği sözü hatırlayamamaktır.

Biz hastalığı bir organdaki ağrı, sızı, sorun olarak düşünsek de aslında hasta olan düşünce ve duygudur. Organ hastalığı ifade edendir. O organı hasta etmek için ziyadesiyle uğraşan en az bir düşünce ve duygu vardır.

Hiçbir hastalık dışsal değildir. Bedenin kendi zekâsı ve matematiği vardır. Hastalık içeride oluşur, belirginleşir ve yayılır.

Virüs kaynaklı hastalıklar da dışarıdan gelmiş gibi görünse de içeride ona izin veren bir sistem olmadan aktive olamaz.

Kişi bir gün başka bir nedenle doktora gidip kanser olduğunu öğrenince, "Kanser olmuşum, oysa çok iyiydim," diyebilir. Oysa hiç farkında olmadığı bir düşünce ve duyguya sahip çıkmış, onu hiçbir yere bırakmamış, sağlıklı hücreyi kanser hücresine dönüştürmek için yıllarca çalışmıştır. O hücre de bir gün "Beni bul," demek için onu başka bir nedenle doktora götürmüştür. Orada bir tesadüf yoktur, eşzamanlı işleyen başka bir plan vardır.

Hastalığı "iyileşmek için en güzel araç" diye tanımlarken onu iç dünyayı düzenlemek için kullanmaktan bahsediyoruz. Hastalık, hastalanan siz değil ailenizden biri dahi olsa size bir şeylerin yolunda gitmediğini gösterir. Yani aile bireylerinden birinde ortaya çıkan hastalık, aile içinde oluşabilecek bir sorunun öncü ifadesi ya da çözümsüzlüğün bir sonucu olabilir. Buna örnek hikâyeleri kitabın ilerleyen sayfalarında okuyacaksınız.

Hastalık; bireysel ailesel ve toplumsal iyileşmeye giden en iyi yoldur.

Nasıl ki para ile ilgili bir düşünce, eylem veya güven hatası yapıp iflas edersiniz ve yeni farkındalıklar yaşarsınız, hastalık da böyledir. Düşünce ve duygu hatalarınıza karşılık organlar size, "Ey sahibim, dikkat et! Bak burada bunu düşünüyor ve hissediyorsun, bu da sana zarar veriyor," der.

İşte bu noktada, organda var olan hastalığı tedavi ederken kalıcı çözümler planlamak ve yeni birikimleri engellemek gerekir. Aksi takdirde düşünce ve duygu aynı organı hasta etmeye devam eder. Bir şirketin iç işleyişinde nasıl ki departmanlardan biri görevini doğru yapmadığında düzen bozuluyorsa bir organ işlevini yerine getirmediğinde de bedenin ortak frekansı bozulur. Her bir organın konusu farklı olsa da bir organın işleyişi bozulduğunda ve bedenin yelkenleri hafifçe indiğinde diğer organlar da gücünü düşürüp görevini yapmaktan vazgeçebilir ya da bazı organlar bayrağı devralıp gereğinden fazla çalışarak yorulabilir. Bu nedenle sadece organın değil, tüm bedenlerle birlikte duygu ve düşüncenin de iyileşmesi gerekir.

Yedi Beden Bilgisi

"Tüm bedenler" derken neyi kast ediyoruz, açıklayalım.

İnsan göründüğü gibi değildir. Bir görünür ama iç içe geçmiş bedenlerden oluşur. İnsanın temel yedi bedeni vardır. Fiziksel, ruhsal, duygusal ve enerji bedenlerini (aura) birbirine paralel işleyen yollar gibi düşünün. Bu paralel yolları ise birbirine, ara bedenlerimiz olan eterik, astral ve bağlantı bedenler bağlar.

Birbirine paralel şekilde akan hareketli yollar olarak düşünebileceğimiz bedenleri çevreleyen bir de elektrik akımı hayal edin. Bu yollar olağan akışında ve kendi ritminde ise elektrik akımı son derece verimlidir, kimseye zarar vermez, kendini de tüketmez. Bedenlerden biri akış ritmini ya da fiziksel şartlarını değiştirirse, örneğin kıvrımlı bir yol olursa akım olumsuz etkilenir.

Sonuç bedenlerin nihai durumuna göre değişir. Örneğin astral beden formunu değiştirdiyse uykusuzluk; duygusal beden karmaşık ise huzursuzluk; bağlantı beden yavaşladıysa her şeyin anlamsız gelmesi hali söz konusu olabilir. Hepsi hastalık halidir. Bu durum düzenlendiği zaman şifa yeniden aktive olur ve ortada hastalık için malzeme kalmaz.

Yedi Beden

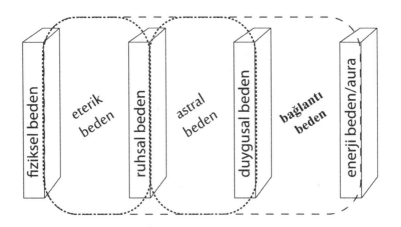

Ruhsal Beden: En az bir amaç için fiziksel bedene bürünür. Yaradan'a dünyada kendini gerçekleştirmek için söz vererek gelir. Bu söze "hayat amacı" deriz. Herkesin kendini gerçekleştirme yöntemi ve konusu, yani hayat amacı farklıdır.

Fiziksel Beden: Genetik özellikler ile ailemize bağlı olarak şekillenen, ruhun dünyadaki evidir. Hücre bazında minik organizmalardan oluşan, evrensel matematiğin verimli bir şekilde kendisini ifade ettiği bir bütünlüktür.

Duygusal Beden: Fiziksel bedenin oluşması ile aktive olur. Kalp ile bağlantılıdır. Etki alanı çok yüksektir. Ruhun besin kaynağıdır.

Enerji Beden (Aura): Fiziksel bedenin tamamını kaplayan, renkli, ince, koruyucu, ışıktan oluşan bir maddedir. Rengi, inceliği, kalınlığı ve yoğunluğu hislere göre sürekli değişkendir.

Astral Beden: Biz bilinçdışı haldeyken (uyurken ya da yoğun meditasyon ve ibadette) serbest kalan, kendi görevlerinin peşine düşen ruhsal parçadır. İlahi olandan bilgiyi alır ve farklı şekillerde diğer bedenlere aktarır. Bilgiyi aktarırken rüya, vizyon görmek, önsezi, durugörü gibi araçları kullanır.

Eterik Beden: Astral bedeni adeta spiral bir kablo ile fiziksel bedene bağlı tutan, onun hareketlerini takip eden bedendir. Bir deniz feneri gibi sürekli astral bedeni takip eder. Ani uyanmalarda dışarıda kalmaması için onu hızlıca çeker, o nedenle sıçrayarak uyanırız. Eterik beden enerji bedene rengini verendir. Ayrıca devasa bir kütüphanedir; astralin gördüğü, bildiği her şeyi biriktirir. Hastalık kayıtları eterik bedende oluşur.

Bağlantı Beden: İlahi sistem, beden, yerküre ve magma arasındaki akışı sağlar, aynı zamanda insanlarla kurduğumuz bağları adeta bir ağ gibi işler. Her şey ve herkesle görünmeyen bağlarla bağlıyızdır. Ayşe isimli yakın arkadaşınızla aranızda kalın bir bağ oluşmuştur. Diğer arkadaşınız Fatma'ya Ayşe'den bahsederseniz birbirini tanımayan bu iki kişi arasında sizin üzerinizden ince bir bağ meydana gelir. Fatma hiç tanımadığı Ayşe'den üçüncü bir kişiye, diyelim ki Canan'a bahsettiğinde ise Ayşe ile Canan arasında çok daha ince bir bağ oluşur. Yani hiç tanışmadan bile birbirimizle derece derece bağlanırız. Bilgi ve his en kolay bağ kurma araçlarımızdır. Hiç tanımadan kızdığımız bir kişi ile aramızda negatif bağ oluşur. Bağlantı beden duygularımıza göre pozitif ya da negatif olarak şekillenir.

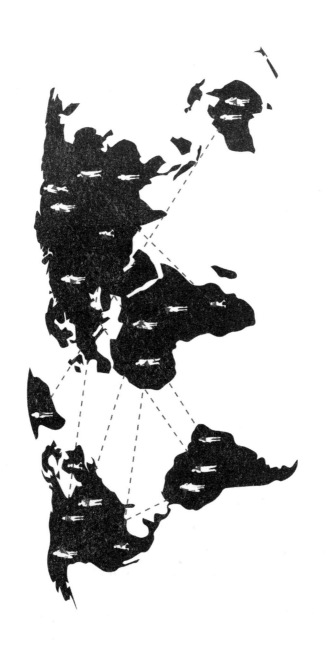

İyileşme Bütüncüldür

Sorunlu düşünce ve duyguları bir buz parçası gibi düşünün. Her bedenden geçtikçe eriyip kaybolması istenir. Eterik bedende başlar, fiziksel bedende son bulur. Aradaki duraklar duruma göre yer değiştirebilir. Düşünün; eterik bedende başlayıp fizikselde ortaya çıkan bir hastalık bunca bedende erimiyor, kaybolmuyorsa altında kuvvetli bir konu vardır. İşte bu nedenle sadece hastalıkla değil, ona sebep olan diğer etkenlerle de ilgilenmek gerektiğini söylüyoruz. Örneğin kanser ile çalışıyorsak yedi bedeni de ele alır, içlerinde bugüne kadar birikerek hastalığa sebep olan kayıtları bulup sileriz. Bu da danışanımıza uzun vadeli başka iyileşmeler sağlar.

İyileşmek, yani şifa olmak, hücreden bedene, bireyden aileye, toplumdan dünyaya doğru giden bütünsel bir akıştır. Bağlantı bedenlerin kurduğu ağ sayesinde dünyada bir kişi iyileştiğinde yüz kişi aynı hızla iyileşir ve her bir kişi yeniden yüz kişiyi iyileştirmeye başlar.

Bunun nasıl gerçekleşebildiği Yüzüncü Maymun Etkisi (Hundredth Monkey Effect) adlı deney ile daha iyi anlaşılabilir. Pasifik Okyanusu'ndaki adalarda yaşayan Macaca Fuscata türü maymunların davranışları yaklaşık otuz yıl süreyle bilim adamları tarafından inceleniyor. 1952 yılında Koshima Adası'nda maymunların beslenmesi için kumların içine tatlı patates gömülüyor. Maymunlar patatesi seviyor ancak kumlu olmasından hoşlanmıyorlar. Bu hisse rağmen uzun süre kumlu patatesleri yemeye devam ediyorlar. Bir gün, dişi bir maymun patatesini en yakın su birikintisinde yıkıyor ve öyle yiyor. Patatesi yıkanmış olarak yeme eylemini önce annesine, ardından arkadaşlarına gösteriyor. Adadaki diğer maymunlar da bu yeni davranışı yavaş yavaş öğreniyor. Öğrenen maymunların çocukları onları taklit ediyor. Ancak bu yeni bilgiye direnmeye devam eden yetişkin maymunlar patatesleri kumlu yemeye devam ediyor. 1958 yılına gelindiğinde yüzüncü maymun da patateslerini yıkayanlar arasına katılıyor. O gün adadaki tüm maymunlar patateslerini yıkamaya başlıyor. Üstelik bu adadaki maymunlarla doğrudan bir ilişkileri olmadığı halde diğer adalardaki maymunlar da artık patateslerini yıkayarak yemeye başlıyor.[*]

Yüzüncü Maymun Etkisi denilen bu durum şunu gösteriyor: bilmediğimiz ve görmediğimiz bir ağ ile birbirimize bağlıyız ve sürekli etkileniyoruz. Bu ağdan nasıl besleneceğini seçme hakkı insanındır. Pozitif bir seçim sevgi, şifa, neşe, bereket bilinciyle bağ kurarken; negatif seçim öfke, nefret, kızgınlık, hüzün, acı,

---

(*) Kaynak:wikipedia.org

hastalık, kaza gibi kıtlık bilincine bağlanmaktadır. İnsanın kendine, hayata ve diğerlerine gösterdiği şefkat ve anlayış çoğalarak tüm insanlığa akmaktadır. Bu akımı sağlayan "ortak bilinç"tir. Dünya tarihine baktığımızda birbirinden hiç haberi olmayan birçok kültürün aynı şeyi söylediklerini ve yaptıklarını duyarız. Buna tesadüf diyebilir miyiz?

Organlarla Bağ Kurmak

Bir hastalığı ya da öncü etkilerini ortadan kaldırmanın ve hatta hastalığı engellemenin en kolay yolu organlarla bağ kurmaktır. Bunun için onların sıkıntıda olmasını, hastalanmasını beklemeyin. Ana ilke onlara güven vermektir. Size bağ kurmanın kolay yollarını anlatmaya çalışacağız. Sizler de birçok yöntem geliştirebilir, bizimle paylaşıp yayılmasını sağlayabilirsiniz.

İlk yöntem organla konuşmak ve kalbe güvenmek... Oldukça basit... Bir sıkıntı varsa o bölgeyi/organı düşünün. Sorun yoksa herhangi bir organ/bölgeden başlayabilirsiniz. Her organınızı kendi içinde minik bir organizma olarak düşünün. Çalışmasını hissetmeye, duymaya, görmeye çalışın. Kendinizi zorlamayın. Seçtiğiniz organa, "Her şey yolunda, güvendesin," deyin. Önemli olan, dikkatinizi organa/bölgeye vermeniz ve birliktelik ile güven hissini oraya yöneltmeniz. Bu çalışmayı yaparken hissinizi dinleyin.

Bir başka yöntem olarak, kendinizi o organın içinde hayal edin ve yine hisse odaklanın. Kalbinize bir sıkıntı veriyorsa içinde bir problem vardır. Siz organın içinde vakit geçirirken kalp ferah ise her şey yolunda demektir. Sıkıntı hissetmiyor ve devam etmek istiyorsanız diğer organa geçin. Bunu yapmayı alışkanlık haline getirdiğinizde bir dakika içinde tüm organlarınızı gezebilirsiniz. Bu sırada yaptığınız, organlarınıza "biz birlikteyiz, bir arada çalışıyoruz" hissini vermektir ki organ bunu zaten biliyordur. "Sevgili midem, seninle birlikteyim," derken siz aslında bunu kendinize söylemektesinizdir.

●

Önce Doktora...

Bağ kurduğunuz organın kalpten gelen cevabı sıkıntı hissi ise mutlaka bir doktora başvurun. Sorunun tıp dilindeki adını gördükten sonra yola çıkmak daha kolay olacaktır. Doktorunuz dışında kimsenin size ilaç almak ya da almamak konusunda öneride bulunma hakkı yoktur. İlaç içmeniz gerekiyorsa yan etkilerinden korunmak için onlara şifa yükleyebilirsiniz. Şifa ile uyumlandıktan ya da başarabiliyorsanız kendi şifanızı aktive ettikten sonra ilacı iki avucunuzun arasında tutup, "Sen midem/akciğerim/karaciğerim... için en yüksek şifasın," deyin. Suyu da aynı şekilde kodladıktan sonra ilacınızı için.

Sonra İç Yolculuğunuza...

Sorun teşhis edildikten sonra bir yandan tıptan faydalanırken diğer yandan kendi içinizdeki yolculuğu da başlatın. "Ne düşündüm, ne hissettim ki organım bu tepkiyi verdi?" sorusunun cevabını irdeleyin. Ancak bunu yaparken suçluluk duygusuna kapılmayın. Olması gerekiyordu oldu; bir ifadenin vücudunuzdan çıkması gerekiyordu, çıktı. Bir daha olmaması, bu konunun tamamen kapanması için en iyisini yapmaya odaklanın. En yüksek şifayı bedene davet edip, "Buna sebep olan duygu ve düşünceleri iptal ediyorum," fikrini benimsemeniz ona iyi gelecektir.

Sadece, "İptal ediyorum," demek birçok kalıp için yeterli olmayacaktır. Kendinizi o organın yerine koyun ve onun gözü ile kendinize bakın. Ne demeseniz ve hissetmeseniz onun için daha iyi olur. Sözlerin, düşüncelerin ve duyguların farkında olun ki şifa olasınız.

İlerlemiş Hastalıkların Şifası

Üzerinde en çok yorum yapılan konulardan biri de ilerlemiş hastalıkların şifalanıp şifalanamayacağıdır. Buna şöyle cevap verebiliriz: Önemli olan o hastalığa sebep olan duygu ve düşüncenin ortadan kalkmasıdır. O ortadan kalkınca organ, hastalanma sürecinden çok daha hızlı bir iyileşme sürecine geçer. Her türlü hastalık her aşamasında şifa ile onarılabilir. Bedende bir bölüm işlevinden vazgeçmiş ve kalıcı olarak da beden durumu böyle kabul etmiş olsa bile şansımızı deneriz. Ancak ölüm kaderseldir, o noktada elimizden bir şey gelmez ve gelmemesi de en iyisidir. Hastalık kadersel ölüm için bir araç olarak geldi ise sadece ağrı, sızı gibi konularda şifa ile yardımcı olunabilir, o kadar. Bir hastalığın kadersel bir ölümün habercisi olup olmadığını anlamak bizim işimiz değildir.

> İlerlemiş hastalıklarda önemli olan, o hastalığa sebep olan duygu ve düşüncenin ortadan kalkmasıdır. Böylece hastalık durumundan hızlıca iyileşme sürecine geçilir.

Şifanın gücü sorgulanırken en sık yapılan eleştirilerden biri de şifa ile iyileşenlerin, tıptaki gibi istatistiki bilgilerle kanıtlanamıyor oluşudur. Bu kişiler genellikle "Şifa ile iyileştim," deyip üzerlerine soru çekmek ve bunlara cevap verme yükümlülüğüne girmek istemezler. Birçok kişi de şifa çalışmalarından sonra birçok hastalığın nasıl teğet geçtiğini fark ettiklerini söylerler. "Böyle düşünmeye devam etseydim şunlar olacaktı," diyen insanların istatistiğini tutmak imkânsızdır. Kişi ya şifadır ya değildir. Şifa olan insan bunun peşine düşmez, kabuldedir. Bunun karşısında duranları ise şu anlamda severiz; her zaman şifanın daha iyiye gitmesi için bizi iterler. "Nerden bileyim, nasıl inanayım?" diye sorarak bizleri daha somut olaylar bulmaya iterler ve bu anlamda çok kıymetlidirler.

Bazı hastalıklar tıbben ve şifa ile onarılamaz olabilir. Down Sendromu gibi genetik hastalıklarla şifayı buluşturmanın amacı yaşam ve kabul sürecini kolaylaştırmaktır. Bu kitap sadece organlara yer vermiş olsa da genetik hastalıkların da ruhsal sebepleri vardır. Örneğin otistik kişiler, mutlak sevgiyi yaymak için yüksek frekans ile gelirken Down Sendromu'nun varlık amacı güven ve yardımlaşmayı yaygınlaştırmaktır. Bunlar bir başka kitabın konusu olmaya adaydır.

Organlarınızla Bağ Kurmanız için Öneriler

- Bir probleminiz olsun olmasın organlarınıza, "Her şey yolunda mı, her zaman sağlıklı olman için ne yapabilirim?" diye sorun.
- Özelikle cerrahi müdahale önerilen organlarınızla bağ kurun. Onlara operasyon öncesinde sevginizi sunun ki süreç kolaylaşsın. Örneğin, kendinizi topluiğne başı kadar küçültüp burnunuzdan bir nefesle girdiğinizi ve sorunlu organın içinde oturduğunuzu düşünün. Orada hücrelerle bile konuşabilir, neye ihtiyaçları olduğunu sorabilirsiniz.
- Eğer bedeninizde sorunlu bir nokta varsa ellerinizle oraya dokunun. Bildiğiniz bir hastalığınız yoksa bırakın muhteşem bir zekâya sahip olan eliniz ihtiyacı olan alana şifayı götürsün. Elinizden o bölgeye sürekli güven aktığını hissedin. Kendine temas etmek en güzel bağ kurma yollarından biridir, başka hiçbir şey yapmanıza gerek yok. Kendi şifanıza güvenene kadar güvendiğiniz bir elden şifa alabilirsiniz.
- Duş alırken tepenizden akan suyu adeta vücudunuzun içinden geçiyor gibi hayal edin ve suya, "Sen benim için şifasın," diye anlam yükleyin. İsterseniz suyu gökkuşağı gibi görselleştirip her organın içinden geçerek temizlediğini hayal edin. Böylece su elementi ile organlarınız arasında bağ kurabilirsiniz.

- İçmek üzere olduğunuz suyun bulunduğu bardağı iki avucunuzun içinde tutup "... organım için içiyorum ve şifa olmaya niyet ediyorum," deyin. Tüm beden için, "Fiziksel bedenimin tamamında şifanın artışına niyet ediyorum," diyerek su aracılığıyla bağ kurabilirsiniz.
- Sabah uyandığınızda "Aldığım her nefes kolaylık ve şifadır, verdiğim her nefes zorluk ve öfkedir," diyerek hava elementini şifa olarak bedene alıp organlarla bağ kurabilirsiniz.
- Denize ya da termal sulara girdiğinizde her organda birikmiş negatiflikleri orada bıraktığınızı düşünün. Sorunlu bölgeyi düşünerek içindeki tüm negatifi boşalttığınızı hayal edin. Deniz ve termal sular negatifleri dönüştürür.
- Ametist, aragonit gibi şifa kristallerini, "Vücudumdaki her türlü negatifi almana izin veriyorum," diyerek kodlayın. Doğal taşları kullanmadan önce mutlaka toprakta bir gün bekletin. O taş size ulaşana kadar topladığı her şeyi toprağa bıraksın. Doğal taşlarınıza sadece siz dokunun. Başkası dokunduğunda tekrar topraklayın ya da sirkeli su ile yıkayın. Doğal taşları bedeninizde, çantanızda, yastığın altında, uyurken başınızın yakınında tutabilirsiniz.
- Yatağınızı, yastığınızı ve yorganınızı, "Ben uyurken sen benim için mutlak şifasın," diye kodlayın. Şifayı uyurken almaya devam ederken sorun yaşayan organınıza yöneltebilirsiniz. "Bedenim uyurken dokunduğum nesnelerden bana akan şifanın öncelikle ...'ya (ilgili organın adı) akmasına izin veriyorum," diyebilirsiniz.

- Şifasına güvendiğiniz kutsal mekânlar da oldukça verimli olabilir. Örneğin, İstanbul'daki Ayın Biri Kilisesi, Sultanahmet Camii gibi ibadet yerlerinde hep şifa bulunduğu için şifanın kalitesi daha da artar. İçinde inanç ve güven vardır. Siz şifa bulacağınıza inanarak gidersiniz, bulursunuz, aslında şifa olan sizsinizdir. Ortamın şifasına inandığınız için bütün kapılarınızı açarsanız ve sizdeki şifa aktive olur, sonuç iyileşmedir. Burada bir konuya dikkatinizi çekmek isteriz. Bu mekânlarda şifayı dileriz ama sonrasında alıp kullanmak aklımıza gelmez, orada bırakır çıkarız. Kutsal mekânlara gittiğinizde şifayı alıp kullanmaya da niyet edin.
- Kalbinizden sıkıntılı bir yanıt gelmesinden korkmayın. Hele ki bu endişeniz var olan bir doktor fobinizden ya da kötü haber aldığınız bir olaydan kaynaklanıyorsa, onu aşmak için mutlaka destek alın, bunun altındaki duyguyu çözün. Doktorlara hayat boyu ihtiyacınız olacak ve bu korkuyu çözmek zaten hayatınızda birçok konuyu da çözecek.

Bir Öneri: Kalbinize sorun, yanıt hemen gelsin.

Kalbin bilgeliğinden sadece hastalıklar değil, her konuda faydalanabilirsiniz. Bunun için cevabını merak ettiğiniz soruları kalbe odaklanarak sorun. Sakin olun. Önce bedeninizi gevşetin. Etrafta dikkatinizi dağıtacak bir şey olmasın. Mümkünse yalnız olun. Sabit bir soru kalıbınız olsun. Mümkün olduğunca olumlu soru kalıbı kullanmaya özen gösterin.

Örneğin kalbinize,

"... yapmam doğru mu?"

"... yere gitmem doğru mu?"

"... için hissettiklerim doğru mu?"

şeklinde sorular sorabilirsiniz.

Kalpten cevap oldukça net gelir; sıkışıyorsa "Hayır," ferahlıyorsa "Evet," diyordur.

Kalp; beden, hayat, evren ve Yaradan'la olmak ister. Ondan yardım talep ettiğimiz her bir zaman, gücüne güç katarız. Var olma sebebimizi hatırlar, amacımıza yaklaşırız.

İÇİMİZDEKİ ORKESTRA

Mide

Dengenin İfadesiyim

Bedenimizin ortasında yer alan, bu anlamda merkezimiz sayılan ve duygularımıza en çabuk tepkiyi veren çok işlevli organımızdır midemiz... "Hayatı sindirmek", "Olanı ve olmayanı kabul etmek", "Ben" olmak, "Haksızlıklara karşı tepkiler" ve "Korkular" midenin ana konuları içinde yer alır.

Midemiz bizi daima duyar. Şimdi sıra bizim ona kulak vermemize geldi...

Bir evliliğin sağlıklı ilerlemesi için kadının önce beni mutlu etmesi gerektiği anlatılıyor nesillerdir. Kalbe giden yolun benden geçtiği biliniyor. İş görüşmeleri, flörtler, sevinçler hep yemekle anılıyor, yani benimle. "Kutlayalım," deyip yemek yiyorsun, ben de sohbetle birlikte yediklerini sindirmeye başlıyorum. Ortam güzelse değme keyfime, ne gelirse öğütüp devrediyorum. Ancak ortam gerginse ben de geriliyor ve senin, "Bir soda içmem gerek," diye ifade ettiğin hazımsızlığı yaşıyorum.

Öncelikle hatırlatmak istiyorum ki görevim sadece besinleri değil, duyguları ve düşünceleri de sindirmek. Kadınsal bir güdü ile alıyor, kabul ediyor; bir erkek gibi de öğütüp parçalıyorum. Aldığım tüm besinleri asit üreterek yakıyor, eritiyor ve sorgulamadan bedenle uyumlu hale getiriyorum.

Sen Kızgınsan Ben Asitleniyorum

Doğanın dengesinin tek başına ifadesiyim. Akıl, kalp ve ruh dengesi sağlandığı zaman tam anlamıyla sağlıklıyım. Ancak aklının sağlayamadığı dengeyi tek başıma kuramıyorum. Tüm duyguların merkezi olan amigdalanın[*] bedendeki uzantısı olarak tam merkezdeyim. Yani duygular beni çok hızlı etkiliyor, ben de seni. Sen kızınca, sinirlenince ve bir şeylerle baş etmekte zorlanınca ben daha fazla asit salgılamak zorunda kalıyor, ekşi ekşi bakıyorum. Aklın kızgınlığa sebep olan şeyi ortadan kaldırmak isteyip bunu yapamayınca da görev bana düşüyor. Bana akan duyguları ve besinleri bol asitle yakıp olaydan kurtulacağımı sanıyorum. Sonuç; benim yüzümde de seninkinde de derin bir ekşime... Kısacası kızgınlık asit üretimimi artırıyor ve beni hasta

---

[*] Beyinde limbik sistemin bir parçası olan, medial temporal lobun derinlerinde yer alan ve badem şeklinde olan amigdala; korku, kaygı, endişe başta olmak üzere bütün duyguları barındırır.

ediyor. Sonra gelsin yanmalar, kasılmalar, burulmalar, ekşimeler, "ne yesem olmaz" hissi, sabahları ağrı ile uyanmak; yani mide ile yabancılaşma.

Sen besinleri yavaş yavaş çiğneyip bana iyice parçalanmış halde gönderince işler kolaylaşıyor. Dişlerin gıdaları parçalama görevini tam yapamadığı zaman ise yemeye devam etmek istiyorsun ki bu da beni yoruyor. Sürekli besin göndermen ayrıca asitleri çoğaltmamı da gerektiriyor ve ne yazık ki bu durum kilo sorunu ve tatsızlık ile sonuçlanıyor.

Sen Affettikçe Ben Rahatlıyorum

İştah, nasıl duygularla çok ilgili ise benim sindirim eylemim de öyle... Bazen besinleri işlemeden dışarıya atmak istiyorum. Senin bulantı ve kusma dediğin olay işte bu. Hiç durmadan çalışan aklın var ya, onun bazı düşünceleri beni allak bullak ediyor ve o düşünceden kurtulayım derken içimde ne var yok, onları da atıyorum. Aklın o şekilde düşünmeye devam ettiği sürece bu durumdan kurtulmak ne mümkün?! Hayatın içinde olanı ve olmayanı aklınla hazmedemediğin zaman ben besinleri nasıl hazmedebilirim ki? Oysa sen affettikçe ve yoluna baktıkça ben de rahatlıyorum. Senin affetmen benim güneşi görmem demek.

İçinde olduğum beden bir şeyleri kabul etmediğinde ben de besinleri kabul edemiyorum. Sen bazı şeylere mecbur kaldığında, yapmak istemediğin şeylere zorlandığında benim içim de bir şey almak istemiyor, bulanık ve kötü oluyorum. Bu, bir yaşantı şekli, bir iş ya da sevmediğin bir şeyi yemek gibi herhangi bir durum olabiliyor.

Senin Savaşın Dışarıda, Benimki İçeride

"İşler böyle yürümez.", "Böyle olmamalı," gibi cümleleri sıkça sarf edenlerde, dışarıyı değil de içeriyi yıkanlarda iltihap ürettiğim gibi, bir de ülserle bu duruma karşı çıkıyorum. Sen haksızlığa karşı tahammülsüz oldukça ben de besinlere karşı aynı tavrı sergiliyorum. Senin dışarısı ile savaşın benim besinlerle savaşıma dönüyor. O sırada asıl haksızlığı bana yapıyorsun, yani kendine...

Her Korkun İçimde Bir Kor

Bir de korkular var ki hemen yakıp yıkıp, atmak istiyorum içimden. Bir korku bana ulaştığı anda onunla savaşmaya başlıyorum. Ego korkuya tutundukça ben parçalamak için uğraşıyorum ama bu savaşın galibi yok. Hissettiğin her korku benim içimde bir kor gibi yanıyor, korku geçene kadar seni de beni de yakmaya devam ediyor. Verdiği hasar ise korkunun şiddeti ile doğru orantılı; ne kadar korku, o kadar hasar...

Ardı arkası kesilmeyen hırslar beni çok oyalıyor. Rekabet ve hırs hiç sevmediğim duygular, bunları hep dışarı atmak istiyorum.

Kendin olmaktan uzaklaştığın her an benim içimde bir burukluk yaratıyor. Yapmak istediklerini yapamadığında, kurduğun hayallerden kendini uzak tuttuğunda, her nasılsan öylece kendin olamadığında ben burulmaya devam ediyor ve hayatında hep kramplarla anılıyorum. Kendin olmanın yollarını ve çözümleri düşündüğün zaman ben de duruluyorum.

Benimle ilgili sorunlar büyüdüğü zaman senden bir bebek gibi beslenmen isteniyor. Mecburen sindirimi kolay, sıvı ve yumuşak gıdaları alıyorsun, ben de sana uyup keyfini çıkarıyorum. Sen bu sırada özlemle andığın çocukluk günlerine geri dönüp hayattan biraz mola alıyor, böylece beni asıl işlevimden uzaklaştırmaya başlıyorsun. Bunu yapma, beni tembelleştirme lütfen. Sonra yeniden çalışmak zor oluyor. Bunun yerine neyin her ikimizin de canını sıktığını net olarak bulmalı ve asıl bu duygunun çözümüne bakmalısın.

Sevgili Sahibim,

Duygularını tanımak güzeldir; seni de beni de rahatlatır. Sorunlara karşı savaş açmayı bırak. O savaş beni kasıp kavuruyor. Olanı ve olmayanı sindirmeye odaklan. Ben de derin bir nefes alıp işime koyulayım. Çatışmaya ihtiyacımız yok. Kabul et ki her şey gelip geçici; neşe de geçecek, acı da. Hayatın içine almaktan korktuklarınla barış ki ben de besinlerle barışayım, çünkü besinler dünya ile kurduğumuz bağın simgesi... Doğa üretiyor, sen bedene alıyorsun, ben de sindirip özümsüyor ve başkalaştırıp doğaya geri veriyorum.

Ben senin içinde olanların aynası ve yansımasıyım. Her şey yolunda görünüyorken yine de mide hastalığı yaşıyorsan, "İçimde yolunda olmayan nedir?" diye sor ve cevabın peşine düş. Bil ki içerideki sorunu kendimce çeşitli şekillerde yansıtıyorum. Örneğin anne sevgisine ihtiyaç duyan bir kişinin benim hastalanmam nedeniyle bebekliğindeki gibi beslenmeye geçmesi bir tesadüf değil. Ben hastalanarak bu ihtiyacı aslında açıkça ifade ediyorum.

Akıl, ruh ve duygu dengesi beni pamuk gibi yapar. Kendini bilen midesini bilir. Gücünü ve çözüm yeteneğini kullanan bir sahip beni mutlu eder, seni de...

Miden...

Şifa Kapısını Aralayanlar

Kendine Haksızlık Yaptığını Fark Ettikçe Midesi Rahatladı

Orta yaşlarda bir hanımefendi ile çalışmaya başladığımız günlerde asıl konumuz bir türlü yoluna girmeyen ilişkilerdi. Sürekli anlaşılmadığından bahsediyordu. Anlaşılmak onun için hayal olmuştu neredeyse. İlk seansta "Dönem Çalışması" ile yaşamının içindeki kilitleri ve gereksiz yeminleri bulup iptal ettik. Bu onu çok rahatlattı. Sorununun kaynaklarından henüz sadece birisi ile çalışmıştık ama etkisi çok kısa sürede midede kendini gösterdi. Sanırım çalışmadan dört gün sonraydı, beni aradı ve çalışma yaptığımız günden sonra kronik mide ağrısının azalarak yok olduğunu ve sabahları uyandığında ağrı hissetmediğini söyledi. Birlikte sevindik. Çalışmalar devam ettikçe mideyi de gözlemledik. Bana bu konuda bilgi vermesini istedim. "Kalem Çalışması" ile asıl sorun, anlaşılmamaya takılıp sürekli kendine haksızlık yapması olarak çıktığında mide tamamen rahatladı. İlişkileri de öyle... Aslında fark etti ki anlaşılmamayı sürekli dillendirerek daha fazla anlaşılmama hali üretiyor ve hiç durmadan kendine haksızlık yapıyordu. Bu farkındalıkla hayatına sürekli davet ettiği "anlaşılmamak", "anlaşılmak" ile yer değiştirdi ve birden fazla sorun kendiliğinden ortadan kalktı.

Ben değil, o yaptı.

Zihni İşi, Midesi Besinleri Reddediyordu

Genç bir delikanlı ile yaptığımız çalışmaların ana konusu iş bulamamaktı. Hangi işe başvursa görüşmeler oldukça iyi geçiyor, ama bir türlü sonuca bağlanamıyordu. Her zaman yaşanan sorunun kaynağı kişide saklıdır. Bu yaklaşımla çalışmalar ilerlerken Çember Çalışması'nda üniversitede okuduğu bölümü hiç kendine uygun bulmadığı ve bu işi yapmak istemediği ortaya çıktı. Bu nedenle her iş görüşmesi öncesinde ve sonucun bildirildiği zamanlarda yoğun şekilde kusma yaşıyordu. Zihin işi reddettikçe mide de besinleri reddediyordu.

Ondan bir iş hayal etmesini istedim. İşle ilgili sadece duygu yazmasını ve bunu üçlü bir ilişki olarak yorumlamasını isteyip detayları anlattım. Yazması iki hafta aldı. Genellikle insanlar ne istemediğini iyi bilir ama ne istediğini bilmekte, bulup çıkarmakta zorlanırlar. Yazı geldiğinde durumu gözden geçirdik, düzeltmeleri yapıp "Gelecek Vizyon Çalışması" ile bilinçaltına ektik. Bu seansın ardından öncelikle midesi rahatladı. İşi, mesleği, okuduğu bölümü ve yeni olanakları düşündüğü zaman midesi bulanmıyordu artık. Zihni işini ve süreçlerini kabul etmişti ki midesi de besinleri kabul etti. Yaklaşık altı hafta sonra hemen hemen yazdıklarına uygun, kendi mesleğini de kısmen yapabileceği bir işe girdi. Şimdi onu da değiştirmek istiyor, yöntemi biliyor, dilediği zaman dilediği kadar kullanabileceğinin farkında. Yeni sonuçları merakla bekliyorum.

Kalp

Sevginin İfadesi, Şefkatin Merkeziyim

En hayati iki organımızdan biri beynimiz, diğeri ise kalbimizdir, ki beyni de aslında o besliyor. Kalp ayrıca ruhumuz için de hayati önem taşıyor, çünkü ruhun tek besin kaynağı olan duyguları üretiyor. Düşüncenin duyguyla, yani beynin kalple birleşmesi ise ideal insan profilini oluşturuyor.

Kalbin ana konusu sevgi; ardından "merhamet", "şefkat", "sadakat" geliyor. Damarlar yoluyla bedenin içinde kan sıvısını sevgi, şefkat ve merhametle dolaştırıyor. Kanı pompalamakla kalmıyor, kendi niyetini ve duygu birikimini de bedene aktarıyor. Onun hangi duygularla atacağına ise dünya üzerinde yaşananlar karar veriyor. İnsanlık tarihi gittikçe daha fazla acı ile dolduğu için son zamanlarda yaşamlarımızın ihtiyacı olan "merhamet" öne çıkıyor.

Kalbin konuları arasında anlayış da var. Dünyada görüp anlamaya çalıştığımız ile görmediğimiz, ancak anlamamız gerekenler arasında bir köprü kuruyor. Onun anlayışı sayesinde hiçbir şeyin göründüğü gibi olmadığını fark ediyor, böylece yargılardan uzaklaşıp kınamaları terk edebiliyoruz. Hayatta başımıza gelmesini istemediğimiz birçok deneyimin korkup reddetmemiz sonucu bize daha hızlı geldiğini fark etmişsinizdir. "Korktuğum başıma geldi," deriz. Kalpteki anlayış ile "korkmak" yerine "olabilir" dediğimizde ise bu olayları yaşamadan öğrenmiş oluyor, deneyimlemek zorunda kalmıyoruz.

"Kalbini dinlemek" deyimini sık kullanıyoruz, çünkü aslında biliyoruz ki ruhsal beden kalpte yaşıyor, üçüncü göz (sezgiler) kalpte açılıyor. Kalbi dinlemek ruhu dinlemek anlamına geliyor ve hayatımızı kolaylaştırıyor. Kalbinizle konuşmanın yolunu "Organlarla Bağ Kurmak" bölümünde anlatmıştık.

Şimdi kalbimize soralım o zaman: "Ey, sevginin merkezi, merhametin ocağı, bizlere neler söylemek istiyorsun?"

Var olduğun ilk andan itibaren senin iraden ve isteğin dışında çalışmaya başlıyorum. Yaşamın benim atışlarımla devam ediyor. Kendimce bir ritmim var. Bu ritim; Yaradan, yaşam, evren ve içsel dinamiklerle uyumlu olursa senin için hayat anlamını buluyor. Bu sırada aklın ise dışarıyı yönetiyor.

Senin ortak bilinçle bağlantının merkeziyim; sevgi, şefkat, merhamet ve birlik bilincinin üretim ve yaşam alanıyım. Akıl odaklı yaşayıp duygularını ifade etmekte zorlandığında, sevgiyi aktaramadığında kendimi hastalıklarla anlatıyorum. Aslında sana, "Beni duy," demeye çalışıyor, odağını düşünceden duyguya aktarman için seni zorluyorum. Bunu yapıyorum, çünkü duyguyla, yani "ben"le beslenmeyen akıl ve beden eksik kalıyor.

Ruhun tek besin kaynağı olan duygunun pozitif olanı bende üretiliyor, olgunlaşıyor, kan ile damarlarına yayılıyor. Negatif duygu da aynı süreçten geçiyor. Sen duygularından uzaklaştıkça ben katılaşıyorum, damarların ise daralıyor.

Adımı anma yaklaşımlarının bir kısmından şikâyetçiyim. "Seni dinlemek kalbimi yoruyor,", "Kalbim çok acıyor,", "Bu olayları kaldıramıyorum, kalbim duracak," gibi söylemlerle bana sürekli negatif emirler veriyorsun. Ben sana itaatle bağlıyım ve negatif emirleri duymamaya çalışsam da sen çok sık söyleyince uygulamak zorunda kalıyorum. Bana "yaşam" ve "güzellik" ile ilgili anlamlar yükle, "durmak", "acımak" gibi sözleri kullanmayı bırak ki ömrü birlikte uzatalım.

Çekim ve itim yasalarını da çalıştırıyorum. Sendeki tüm niyetleri topluyor, yüksek enerji ile hayata sunuyorum; hayat da sana istediklerini veriyor. Yaklaşık iki buçuk metre çapındaki alanı kolayca etkileyebiliyorum. İnançla etki birleştikçe bu alan sürekli genişliyor. Sen niyetlerinin ve hislerinin farkında olursan isteklerinle buluşman hızlanıyor.

Bir şeye sahip olmaya niyet ederken "Ya olmazsa..." diye düşünüp duygunu endişeye çevirdiğinde benim yaydığım enerjiyi bozuyorsun. Bozuk enerji bozuk olanı çekiyor.

Endişeli enerji endişelendirecek olanı, güvenli bir enerji ise güvenilir olanı.... Bu düzeneğin beyindeki noktası korteks (beyni kaplayan gri madde), bedendeki merkezi ise benim.

Dile Getirdiklerin için Atıyorum! Lütfen Ağzından Çıkanı Kulağın Duysun

Ne istediğini biliyor musun? Çoğunlukla hayır. Bana daha çok ne istemediğini ve korkularını anlatıyorsun. Onlar için çarpmamı sağlayacak tüm senaryoları yazıyorsun. Hatta bazen oynuyorsun da. Ben senden gelen duygunun karşılığını vermekle yükümlüyüm. Negatif olana direniyorum ama sen ısrarcı oldukça çaresiz kalıyorum.

Bana ne istediğini anlatmıyorsun! Hayatında olmasını istemediğin partnere o kadar yoğunlaşıyorsun ki artık onun için çarpar hale geliyorum ve seni onunla karşılaştırmak zorunda kalıyorum. Nasıl bir işyerinde çalışmak istemediğin hep dilinde... Kazanacağın para ile ne yapacağını anlatmıyorsun, borçlarına kızıp borçların daha da artmasına sebep oluyorsun. Nihayetinde birlikte yoruluyoruz.

Sevdiğin şeylerin yanına, mesajların peşine beni temsilen kalp şekli çiziyorsun. Neden? Çünkü o durumdan hoşlandığını ya da sevgini anlatıyorsun. Aslında benimle bu kalp şekli arasında hiçbir benzerlik yok. Tüm dünyada sevgiyi ifade etme şekli olarak kullanılmasının nedeni ise benim evrensel sevgi ve insanlığın ortak dili oluşum.

Her zaman hatırlamakta ve sevgi ile hatırlatmakta fayda var ki ben; sevgi, merhamet, birlik bilinci, neşe ve uyumum. Bütün ile birlik içinde olman benim için şifadır. Beni yumuşat. Ruha ve bedene seninle birlik olup besin verelim. Duygulara kulak verip negatifleri pozitife çevirmeye başladıkça ikimizin de yüzü gülecek.

Bedeninle Aramdaki Köprü; Damarlar

Bedenin her noktasına damarlar aracılığı ile ulaşıyor, kan aracılığıyla bilgi alıyorum. Her ikisi de benim ve senin için olmazsa olmaz listesinde... Bedene olan hakimiyetime aracı olan, bedenin her noktasının benim varlığımdan haberdar olmasını sağlayanlar da damarların....

Duygu ve düşüncelerinin bir kısmı ile onlar ilgileniyor; bizim görev paylaşım şeklimiz de böyle. Sen sevgini vermek istemediğin zaman daralma görevi damarların oluyor. Diyelim ki mutsuz bir aile ilişkisinin içindesin. Aslında tek istediğin çıkıp gitmek ama kendince çeşitli sebeplerden gidemiyorsun, sıkıldın ve bunaldın. İşte bu durum ve içindeki hisler damarlarında daralmaya sebep oluyor.

Belki de sevgi almak istiyor ve bir türlü başaramıyorsun. Çabalıyor ama sonuç alamıyorsun. Sürekli sevgi alma çabasıyla gelen yorgunluk ve sonunda yaşanan başarısızlık, "Buraya kadar, artık sevgi istemiyorum," denildiği anla birleşince damarlarda tıkanıklık başlıyor. İlk tepkiyi de bana en yakın damarların veriyor. Damarlarını bilincin maddeleşmiş hali olarak düşünebilirsin. Damarlar ve çeperleri yaşamdaki zorluklara, kısıtlılıklara olan bakış açını; hayatın içinde ya da dışındayken zorlanıp zorlanmadığını anlatıyor.

Bir de para konusu var ki damarlarının tıkanmasında oldukça etkili... Sürekli para sorunu içinde mücadele edişin ve "Tıkandım," deyişlerin de ne yazık ki damarlar tarafından duyuluyor. Emir demiri keser; "Tıkanıyorum," ifadesi çok fazla söylenince damarların emre uymak zorunda kalıyor.

Sevgili Sahibim,

Bedeninde mükemmel bir orkestra var. Ben bu orkestrada hem etkin bir enstrümanım hem de şef. Keyifli ve uyumlu bir eser ortaya çıkarmaya çalışıyorum. Güzel bir ritim duyamıyorsan sorunu doğru tespit etmeni istiyorum.

Kendine şunları bir sor lütfen:
- *Kalbimin ritmini duyabiliyor muyum?*
- *Kalbimi duymak için neye ihtiyacım var?*
- *Neşe ve sevgi ile çarpması gereken kalbimde ne kadar neşe ve sevgi var?*
- *Var olan sevgiyi artırmak için ne yapabilirim?*
- *Bana neler neşe ve sevgi verir?*
- *Duygularıma vermediğim değeri nelere veriyorum?*
- *Hislerimi nerede, ne zaman kapattım?*
- *Hislerim olmadan yaşam gerçekten anlamlı mı?*
- *Yaratılma amacına uygun esnek bir varlık mıyım?*
- *Kendimi katılıkla özümden ayırıyor muyum?*
- *Katı olmak dünyaya gönderilme amacıma uygun mu?*

Bu soruların cevaplarını toplayıp eksiğin nerede olduğunu bulmana ihtiyacım var. Benim kıymetimi bilmelisin.

Sadece senin için, senin yönlendirdiğin gibi, hiç durmadan çalışıyorum. Birbirimize ihtiyacımız var. Bunu fark etmelisin.

Örneğin her yeni günde bana sevgiyle, neşeyle gülümsemeye ne dersin?

Kalbin...

Şifa Kapısını Aralayanlar

Kalp Krizi Onu Hayata Bağladı

Orta yaşın biraz üstünde bir beyefendi geldi. Kalp krizi geçirmişti ve uyguladığımız seanslar henüz hastanedeyken bir ziyaretçisi tarafından kendisine anlatılmıştı.

Aile içi ilişkilerinde sorunları vardı ve bunlar aile şirketine de yansıyordu. Şirketteki sorunlar da ailedeki sorunları artırıyordu. Kendi rızası ile geldi ama çok yorgundu. Bir işadamının atılganlığı onda yoktu; omuzları düşüktü ve ayaklarını sürüyordu. Ne aile reisi ne de patron olabildiğini söylüyordu. "Ne yaptıysam olmuyor," diyor, sürekli kendine kızıyor ve ölümü bir çıkış olarak görüyordu.

Çalışmalara başladık, ancak kimsenin haberi olmamalıydı. Özellikle de çok kıskanç olan eşinin... Seanslarda "sevgiyi hak etmediği" bilinçaltı kodlamasının hayatını yönettiğini fark ettik. Öyle ki evde bir baba ve eş olarak sevilmiyor, saygı görmüyor, iş yerinde ise gereksiz görülüyordu. Bir de üstüne kendine kızgınlığı eklenince kalpte sevgiye hiç yer kalmamıştı. Onca çözümün içinden sadece ölüme odaklanmıştı. Bilinçaltında en kolay yolun kalp krizi olduğu kayıtlandığı için sonuç kaçınılmazdı. Neyse ki kriz onun yeniden hayata bağlanması için bir araç olmuştu.

Öncelikle çözüme odaklanmasını öğrettim ona. Çözüm olarak sonsuz olasılıktan sadece ölümü seçmesinin onu nelere götürdüğünü yaşayarak gördü. Kurtulduğuna sevindiğini ama bir yandan da üzüldüğünü anlatıyordu. Yeniden aynı şeyleri yaşamak istemiyordu. Ama hâlâ aynı tıkanıklıkta kalmaya devam ediyordu.

"Ayna Çalışması"nda eşi ile arasındaki ilişkiyi masaya yatırdık. Kıskançlığın onu nasıl ivmelediğini görmesini istedim. Eşinin kıskançlığı ona çok değer verdiğinin bir göstergesiydi. Günlük hayatta sevgisini ve verdiği değeri göstermeyen karısı kıskançlık tavırları ile bu değeri anlamasını bekliyordu. Aralarındaki ruhsal anlaşma gereği kıskançlık ona kendi değerini hatırlatmak içindi aslında. İlişkinin tüm detaylarını bu şekilde birlikte irdeledik. Bir kaçış değil de sahiplenmeye ihtiyacı olduğunu anladık. Kendisini, eşini, ailesini, işini, hayatını sahiplenmesi gerektiğini fark etti. Sonsuz olasılıktaki çözümleri görmeye alıştı. Bu arada işini de çok daha geliştirdi. Ne zaman ki kendi değerini gerçekten fark etti, eşinin kıskançlık krizleri de bitti. O gün önce telefonda eşiyle konuştuk, ardından hep birlikte bir akşam yemeği yedik.

Kan

Yaşamın Sıvı Haliyim

Her canlının içinde yaşamını devam ettirmesini sağlayan bir "öz su" bulunur. İnsanın içindeki öz su ise kan... Yaşamla aramızdaki ilişki ve akışı sembolize ediyor; insanın içinde ne varsa, evrene de o yansıyor.

Bedenimizde var olan her şey gibi kan da canlı; doğuyor, yaşıyor ve ölüyor. Bedenin dışında herhangi bir ortamda halen üretilemiyor. Bedende olması gereken bir miktar aralığı var; azı veya çoğu yaşamsal sıkıntıya sebep oluyor. Hekimlerin tavsiye ettiği sürelerde kan vermek bedeni yeniliyor, ona nefes aldırıyor.

Farklı kan grupları ve bu gruplar arasında alışverişin kuralları var. Rastgele bir kan alışverişi yaşamı tehlikeye atıyor. Hayvanlar ve insanlar arasında bu alışveriş yapılamıyor. Kan bedenden çıktıktan sonra bir son kullanma tarihi var, bayatlayınca kullanılmaması gerekiyor.

Kimsenin kendi kanını ve bir başkasının kanını harcama hakkı yok. Kanına sahip çıkmak ve kana saygı duymak insanın kendine ve başkalarına olan en önemli sorumluluğu... Kan, yaşam anlamına geldiğinden, bir başkasının yaşamına verilen hayati zararlar bedel hanesine büyük harflerle yazılıyor.

Kan hastalıkları doğrudan yaşama olan "sorgu", "öfke", "kızgınlık" ve "hayal kırıklıkları"nı barındırdığı için zorlu süreçler içeriyor ve ölümcül olabiliyor. Bazen bedenin kendisi kanla ilgili hastalıkları üretiyor, bazen de dışarıdan alıyor ama hastalığı oluşturan duygusal etkenler hiç değişmiyor.

İçimizdeki öz su, usul usul akıyor damarlarımızda ve bir yandan bakın neler anlatıyor...

●

Yaşıyor olduğunu anlatan iki temel unsurdan biri nefesin, diğeri ise benim damarlarındaki akışım... Canlılığını ifade ediyorum. Bedeninde omurganın yanı sıra deneyimleri ve bilgeliği biriktiren, toplayan, dağıtan sıvı akışın ta kendisiyim.

Kalbe bağlı olarak duygu yoğunluğunu da ben ifade ediyorum. Akışım; öfkelendiğinde başka, âşık olduğunda başka, huzurluyken bambaşka oluyor.

Kök çakra ile çalışıyor, sol beyin tarafından yönetiliyorum. Yani yaşamda olma amacının eylem planları kök çakrada, sol beyinde ve akışkan olan kanında saklı... Kendini gerçekleştirmekle ilgili düşüncelerin, duyguların, planların ve bu konudaki gelecek tezahürlerini bedenine akıtıp duruyorum. Bu sırada sana birçok şeyi hatırlatmak istiyorum. Yaşamın anahtarıyım, çünkü bedende olan bitenin de habercisiyim. Bir sağlık sorunun olduğunda benden birkaç damla örnek hemen her şeyi anlatıyor.

Sevgili Sahibim,
Sessiz sedasız ama hiç durmadan ve aklın alamayacağı bir hızla damarlarında dolaşıyorum. Her an bedeninin her köşesine yaşamı akıtıyorum. Bedeninde senin bilmediğin yerleri biliyor, oralara uğruyor ve can taşıyorum. Sen heyecanlandıkça ben hızlanıyorum, sen huzurluyken keyfime diyecek yok. Yaşamınla senin ilgilendiğinden çok daha fazla ilgileniyorum. Yaşamın ve onun ifadelerinden birisi olan benim farkıma varmanı bekliyorum.
Sevgine ve ilgine ihtiyacım var.
Öz suyun, kanın...

Kan Basıncım Neden Düşük?

Kan basıncındaki düşüklük hali, yani düşük tansiyon, kişinin içsel ve dışsal sınırlara karşı çıkmadığını, kendini ifade edemediğini, sözünü dinletmekten çekindiğini, isteklerini ifade etmeyerek bastırdığını anlatıyor. Kişi, bir baskı ile karşılaştığında içe çekiliyor ve pasif rol oynuyor. Çatışmaları sevmiyor ve yönetemiyor. Geri çekilme ihtiyacı bir seviyeyi geçtiğinde ise bedenin ifadesi bayılmak olabiliyor. Bayılan kişi geçici bir süre etrafındaki insanlarla ilişkiyi kesiyor ve çatışmalı ortama durma hali getiriyor. Baygınlık, ortamlardaki baskıya karşı bedenin kendiliğinden oluşturduğu bir korunma mekanizmasıdır. Baygınlık anında hiçlik vardır ve kişinin ulaşmak istediği nokta da zaten budur. Kişi ayıldığında zayıf, bitkin, halsiz ve yorgun görünüyor.

Düşük tansiyon bir yandan kişiyi cinsellikten de uzak tutuyor. Bazen de cinsellikten uzak durmak için bir bahane oluyor. Düşük tansiyonda verimli bir cinsel ilişki beklenemez, çünkü cinselliğin eylem içeriğinde yüksek kan basıncı vardır. Düşük tansiyonu olan bir biriyseniz cinselliğe bakış açınızı gözden geçirebilirsiniz.

Tansiyon düşüklüğü kansızlıkla da kendini gösteriyor. Kadınlarda daha fazla rastlanan kansızlık kandaki demirin azlığını anlatıyor. Düşük tansiyon sürekli halsizlik ve bitkinlik hissettirdiği için kişi bu duruma alışıyor ve bu onun gerçeği haline geliyor. Artık hayata karşı düzenli ve görsel bir mazereti oluyor.

Kan Basıncım Neden Yüksek?

Yüksek tansiyon, yani yüksek kan basıncı ise akıl ile sürekli plan ve program yapan fakat bunları hayata geçiremeyen kişilerin ifadesi... Sınırların dışına çıkmak, yaşamın merkezinde olmak, yaşayamadıklarını da merak edip yaşamayı arzu etmekle ilgili yoğun düşünce ve planlar sözlü ve eylemsel ifade bulamayınca kendini kan basıncına aktarıyor. Zihnin fazla çalışması sonucu beyin fazla enerji tüketiyor. Ardından beklentiler, heyecan ve nasılını kurgulamak, başarısızlıklar, yetersizlikler ve hayal kırıklıkları geliyor. Sürekli yoğunlaştırılan fakat atıl kalan enerji kanda basıncı artırıyor.

Zihnin böyle sürekli çalışması ve karşılığını bulamaması, olan ve olması istenen, yaşanan ve yaşanması istenen durumlar arasında çatışmalar üretiyor. Zaten çok çalışan zihnin ve beynin ürettiği enerjiye bir de çatışmalar ekleniyor. Bu durum hareketlerde aşırılığa sebep oluyor. Kişinin ihtiyacı ise olanı olduğu gibi kabul ve beklenen ile olanı uyumlandırmak...

Fazla hareketlilik ile belki de kendilerinden kaçmakta olan yüksek tansiyonlu kişiler, yeteneklerini ve bilinçlerini uygulanabilir olana odaklamalı. Düşünüldüğünün aksine bu odaklanma sınırlılık değil, özgürlük getiriyor. Özgürlük yapılabilirliği artırıyor.

Yüksek tansiyon daha çok erkeklerde görülür. Bir yandan da eril enerji ile kendini daha fazla gösteren bastırılmış şiddeti de ifade eder. Aşırı kızgınlık, öfke, kin, nefret gibi duyguların bir seviyeden fazla yaşanıp, zihindeki konuşmalar ve kurgularla desteklenmesi de yüksek tansiyonu yaratan diğer etkenlerden, bazen de sonuçlardandır.

Neden Kansızlık Çekiyorum?

Kanın yaşam demek olduğunu söylemiştik. Kansızlık da yaşamla azalan bağı ifade ediyor. Kan hücrelerindeki demir ise kişiyi görünmeyen bir şekilde yaşama bağlıyor. Bağ azaldıkça kandaki demire gerek kalmıyor, böylece kansızlık başlıyor. Hayata olan kızgınlıklar, kırgınlıklar, hayal kırıklıkları gibi duygular kişiyi tüketiyor. Bu duyguları hissedip bedeninde benimsedikçe kişi "anları tüketmek" üzere bir program yazıyor. Böylece zaman, yaşam, beden, keyif, neşe tükenmeye devam ediyor. İçte denge oluştuğunda ise demir hayata sıkı sıkıya tutunuyor.

Varislerim Bana Ne Anlatmak İstiyor?

Varis, kanın bacaklarda katılaşması, esnek akışkanlığını kaybetmesi, pıhtılaşıp koyulaşmasıdır. Bu tabloda dünyaya kendini kaptırmak ya da tam tersine bu dünyadan değilmiş gibi yaşamak hallerini değerlendirmek gerekiyor.

Aşırı köklenmek, yani dünya hayatına gereğinden fazla bağlılık bu soruna yol açıyor, çünkü yerçekimine gereğinden fazla uyumlu olmak bedenin hareketini azaltıyor. Beden yoğun, hareketsiz veya rutin bir hareketlilik içinde, esneklikten uzak olmaya başlıyor. Kan da bu ağırlığa uyum sağlıyor. Köklenme ayaklarda olduğu için sorun bacaklarda belirginleşiyor.

İkinci sorun ise aşırı duygusal ve ruhsal olanların yaşadığı köklenememek ve yere temas edememek... Köklenmek isteyen beden bir türlü dünyayla uyumlanamadığı için ihtiyacını karşılayamıyor ve bacaklarda kan akışını azaltarak durdurmaya, yere bağlamaya çalışıyor. Sonuç aynı: varis.

Hayata bakış açımızın da hallice önemi var elbette. "Ağır olmak gerek.", "Taş yerinde ağırdır.", "Ağır ol da molla desinler," gibi kalıpların benimsenmesi de etken oluyor. Kan da zamanla "Ağır ol," çağrısına uyuyor ve ağırlaşıp yoğunlaşıyor.

Bacakları cinsel obje olarak değerlendiren toplumlarda varis hastalığı daha yaygın görülüyor. Kadın için o yaşamsal bir uzuv, erkek için ise cinsellik çağrıştıran bir meta. Bilinçsiz alanda kadın buna direniyor ve görüntüyü bozuyor. Elbette ki bilinçle farkında olmadan ve ortak bilincin katkısı ile...

Tüm iyiliği ve güzelliği barındıran akışa uyum sağlamak çözücü olabilir: "Akıştayım, güvendeyim. Akışa uyuyor, güvenle yol alıyorum."

Neden Kalp Krizi Geçirdim?

Organlarımızın bize tepki verme hakları var. Kalbin, "Beni ciddiye al artık, yaşamın elden gitmek üzere," çığlığıdır kalp krizi. Elbette birçok sebebi var. İçlerinden en çok rastladığımız sebep, ruh ve kalbin sesini duyurma çağrısı... Söz konusu kalp hastalığı olunca aklımıza ilk gelecek kaynak sevgidir. Kişi kendine, yaşamına, kalbine ve ruhuna sevgiden yoksun davranmış ise kalp krizinin yaşanması tesadüf olmuyor. Bir yandan da ani ölüm ile sonuçlandığı için birçok insanın, "Nasıl ölmek istersiniz?" sorusunun cevabı kalp krizi... Kolay ve rahat ölüm konusunda kalp krizine oldukça anlamlı bilinçaltı atıflar yapılmıştır.

Neden Kalp Yetmezliğim Var?

Yine kaynağı sevginin akışı olan bu hastalıkta asıl konu akıştaki yöntem; yani kalbin çok sevgisi var, ancak nasıl vereceğini, ifade edeceğini, sunacağını bilemiyorsa kalp yetmezliği oluşuyor. Kalp sevgi ile atıyor ama bunu dışarıya yansıtamıyor. "Annemin/babamın beni sevdiğini bilirim ama bana hiç sarılmadı," diye ifade ettiğimiz durumlar gibi. Ya da kendisinde olmayan sevgiyi vermeye çalışmak da aynı noktaya götürüyor. Aşırı yardım çabaları, herkesin her istediğini yapmak gibi.

Kalp Kapakçığı Sorunları Neden Oluyor?

Kapakçıklar, içerisi ile dışarısının ahengini anlatıyor. İçeride hissedilen yoğun hisler dışarıda karşılık bulamıyorsa ya da sanrılardan oluşuyorsa kalbin kapakçıklarında sorunlar yaşanabiliyor. İnsanın hayat amacı her organ ve hastalıkta etken oluyor. Kapakçık sorunlarında bazen sevgi ile ilgili hayat amaçlarının biraz daha fazla payı olabiliyor. Bir örnekle açıklamak gerekirse; hayat amacı "sevgiyi hissedemeyerek hissetmeyi öğrenmek" olan bir kişi etrafında güçlü bir sevgi çemberi olduğu halde bunu hissedemiyor. Etrafınızda böyle kişiler vardır mutlaka. Onlara sevildiklerini anlatmaya çalışırsınız ama hep sevgisizlikten şikâyet ederler. İçeride "Ben sevilmiyorum," duygusu ile dışarıdaki sevgi birbiriyle uyumlu olmadığından bu durum bir paravan gibi anılan kapakçıkları yoruyor. Tam aksine, olmayan bir sevgiyi varmış gibi yaşamaya çalışmak da aynı sonuca götürüyor.

Ritim Bozukluğunun Sebebi Nedir?

Bazı anlar ve olaylar var ki gelip geçici gibi görünseler de bedenimiz onları travma olarak saklayabilir. O anı ya da olayı, belki de kişiyi hatırlatan durumlarda ise gizli travma açığa çıkıyor ve kalpte ritim bozukluğu olarak kendini gösteriyor. Örneğin, bir AVM'de çocuğunu birkaç saniyeliğine bulamamış bir kişi, o kısa anın içinde oldukça büyük bir korku ile kuvvetli travmayı farkında olmadan kaydedebiliyor. Çocuğunu kaybetmekle ilgili duyduğu her haber, anlatılan her hikâye travmanın serbest kaldığı anda onu ritim bozukluğu olarak sarsıyor. Arkadaşları ile gittiği bir ortamda dinlediği benzer bir hikâye, o gece korkusunun daha yükseldiği bir anda kaydı serbest bırakarak yorucu olabiliyor.

Şifa Kapısını Aralayanlar

Öfkesi Kanına Karışıyordu

İlişkilerin içinde yaşadığı mutsuzluklardan sıkılan danışanım "Ya doğru dürüst birisi girsin hayatıma ya da kimseyi istemiyorum," diye sinirli sinirli konuşuyordu. Ona bu konuyu halledecek kişinin ben olmadığımı, efendisinin kendisi olduğunu söyledim. "Sen de diğerleri gibisin, her işi bana yaptırıp sonra da ben yaptım diyeceksin," dedi. Elbette tavrı kişisel değildi. Çok gergindi ve kavga edecek yer arıyordu.

Değişim isteyip istemediğini "Kas Testi" ile sorguladım, istemiyordu. Hayata karşı bir savaş içindeydi. O kadar öfkeliydi ki hayata bakışını düzenlemeye ve bu savaşa dâhil olmaya karar verdim. Hayatla arasındaki kodlamaları çeşitli çalışmalarda tespit edip topladık. Bir gün sohbet etmek için çağırdım. Tüm notları ortaya koydum ve hayatla ilgili biriktirdiği her şeyi ona anlattım. "Bunları biliyorum," dedi. Bu birikim ile nasıl bir gelecek hazırladığını anlattım. Hayat herkes için "hayat"tı. "Koşullar farklı," dediğinde, "Anlayışların farklılığı koşulları olgunlaştırır, sen hayatı zorluklarla ördüğün için karşına giderek zorlaşan bir hayat çıkıyor," dedim.

> "Anlayışların farklılığı koşulları olgunlaştırır, sen hayatı zorluklarla ördüğün için karşına giderek zorlaşan bir hayat çıkıyor."

Ona yüklediği anlamların nasıl şekillendiğini, öfkenin bedenine kan ve damarlar aracılığı ile nasıl yayıldığını anlattım. Şaşırdı. Yıllardır bir iyileşip bir bozulan kansızlığı olduğunu ve bir zaman gittiği bir doktorun, "Bu öfkeyle devam edersen kansızlık bitmeyecek," dediğini söyledi. "Yıllar sonra konu farklı olsa da karşıma aynı şey çıktı, o halde ciddiye alma zamanı geldi, ne yapıyoruz?" deyince değişimin başladığını hissettim. Biz yaşama olan öfkeyle baş ettikçe kansızlık aynı oranda azaldı.

Duygularını Unutmuştu

Çok sıkılmıştı. Hiçbir şey istediği gibi gitmiyordu. Gelecekten umutsuzdu. Gencecik yaşına rağmen, "Ölümü bekliyorum," diyordu. Bakışları yerde konuşuyordu. Toprakla bağı var ama yaşamla yoktu.

"Hayat senin ve nasıl istersen öyle şekillenir, şimdi bana neler istediğini yazıp gelmeni istiyorum," dedim. Bir hafta sonra geldi. Altı cümle yazmıştı, hepsi duygudan uzaktı.

"Bilinçaltına Ekme Çalışması"nda onu biraz zorladım ve bilinçaltı açık iken her bir madde için tek tek duygu sordum. "....olduğunda ne hissedersin?" dediğimde gelen duyguları ektik bilinçaltına. Ona daha önceden anlatmıştım, bilinçaltı durumla değil, durumların içinde hissedeceklerimizle hareket eder. Önce kolaylık, anlayış, anlaşılmak, sakinlik gibi duygularla başladık, devamı geldi. Hislerim hayata olan öfkesinin azaldığını söylüyordu. Yaşama dair oldukça güzel duygular buluyor ve hepsini o anda yaşıyordu.

Öfke Önce Kırgınlık Oldu

Zaman içinde iniş çıkışları devam etti. Hayata olan öfkesi azalırken yerini kırgınlığa bırakmıştı. Şimdi sürekli ağlıyor ve kalp kırıklıklarından bahsediyordu. "Hiç sevgi alamadım, çok uğraştım olmadı, ben de peşini bıraktım artık," diyordu. Sürekli hissettiği ağlama ihtiyacı yavaş yavaş azaldı. İçindeki acı akmıştı. Bu sırada çeşitli çalışmalar yaparak yaşamla arasında bağ kurmaya çalıştım. "Hayata anlayış gösterirsen bu anlayış katlanarak sana dönecektir," gibi cümlelerle ilahi/evrensel sistemin işleyişini anlattım sürekli.

Acı azaldıkça yaşamı kolaylaştırmaya başladı. Pek inanmasa da yaşamı kolaylaştırmak üzere çabaladığını fark etti. Nihayetinde olmazsa olmaz bir işi öyle kolayca halloldu ki, inanç artık kaçınılmaz bir şekilde yerleşti. Kendi gücünü fark etti, istediği zaman kolay, istediği zaman zor yolu kullanabilme seçimlerini gördü ve damarlarında yaşanan tıkanma kendiliğinden durdu. Benim bu sorundan haberim yoktu. "Bir hastalığın var mı?" soruma, "Yok" diye cevap vermişti.

Uzun süre kansızlık sorunu yaşamış, ardından da damarlarında tıkanma gerçekleşmişti. Yaşının oldukça genç olması bir avantajdı elbette. Yine de kendiliğinden çözülmesi çok güzeldi. "Artık kan ve damarlarla ilgili sorunum yok," dediğinde ilk görüşmemizin üzerinden üç ay geçmişti.

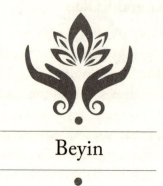

Beyin

Gökyüzü Kadar Enginim, Yaşamın Merkeziyim

Bedenimizin en karışık organı... Mükemmelliğin bedenimizdeki simgesi... Tüm duyular ve düşünsel algıların merkezi... Henüz sınırları tespit edilememiş yeteneklere sahip bir muamma ve diğer yandan kendimizi tanımanın ve anlamanın yapı taşlarından biri...
O, beyin!
Bize kendini anlatırken belki bazı sırlarını da verir. Ona kulak verelim ve anlamaya çalışalım.

Sevgili sahibim, içinde tüm dünyanın en zeki insanlarının keşfedemediği bir şeyle, benimle yaşıyor olmak nasıl bir duygu? Ben yaşamın merkeziyim. Senin izin verdiğin kadarı ile yaşamını düzenliyor, kontrol ediyor ve sınırlıyorum. Benimle tat alıyor, benimle kokluyorsun. Tattığın besinlerin görüntüsünü benimle canlandırıyorsun. Hayallerin de benden geçiyor, öfken de. Ancak aşkta pek hükmüm geçmiyor, çünkü onu da ben anlayamıyorum.

İki ayrı merkezde yaşıyorum; sağ ve sol. Bir de onları birbirine kenetleyen iplikçiklerim var. Kendi içimde milyonlara bölünsem milyon kere hareket ederim ama kendimi anlatırken bu kadar derine inmek istemiyorum. Henüz sizler için karmaşık ve derin sırlarla doluyum. Benim için yazılanlara bin kat daha yazı eklense beni anlatmaya yetmez. Ukala görünmek istemem ama ben böyleyim işte. Beni keşfettikçe mükemmelliği ve doğallığı anlayacaksınız. Kendimi dünyaya yavaş yavaş açıyorum.

Öncelikle sağ ve sol tarafımdan bahsederek genel çerçeveyi çizmek istiyorum.

İnsanın bir mikro hayatı, bir de makro hayatı var. Mikro hayatı günlük işler, anlık ifade, rutin gibi kavramlardan; makro hayat ise tüm zamanları kapsayan, soruların cevabını almaya yönelik bütünsel kavramlardan oluşuyor. Benim sağ ve sol olarak ikiye ayrılmış olmam bu yapıların kendi merkezlerine bağlı olarak hareket etmesini sağlıyor. Şöyle ki mikro yapı sol beyinde, makro yapı sağ beyinde yapılanıyor.

Şimdi onlar da size ayrı ayrı seslenerek kendi taraflarından olayları anlatmaya başlayacaklar. Tek taraflı kalmayıp her ikisinin de gözünden hayatı değerlendirmek istiyorsanız onları iyi dinlemeniz önemli.

Sağ Beyin

Yaşamını ilahi/evrensel olanla beslemek için varım. Yaşamın görünmeyen besinlerini ben sağlıyorum. Taç Çakra ile ilahi/evrensel olana bağlanıyor, seninle konuşurken özün sesiyle hareket ediyorum.

Sen gerçek bir yaşam için ne yerçekimine ne gök çekimine kendini bırakmalısın; ayakların yere basarken başın gökte olmalı. Denge ve kararın merkezi olan ben, işte sende bu hali organize etmeye çalışıyorum.

Kafatasının sağında yer alsam da bedeninin sol tarafı bana ait. Evrenselden her konuda aldığım ilhamı işliyor, üretiyor ve önce duyguların bedendeki merkezi kalple paylaşıyorum. Duyguların yanı sıra çözümün ve yaratıcılığın da merkeziyim. Bu konuda ise bedende çözümün merkezi olan Yaratım Çakrası (2. Çakra) ile ortak çalışıyorum. Olaylar ve durumlar sırasındaki anlık çözümler de dahil olmak üzere hayata, kendine, dünyaya, insanlığa, Yaradan'a karşı tüm sorulara cevap arayan ve cevabı bir çözüm olarak kullanan benim. Ritim ve renkler benim merkezimden yayılıyor ve yine bende toplanıyor. Zekâ ile işleniyor ve yaşama katma değer olarak sunuluyor.

Benim yakıtım zekâ... Onu benim gözümden size şöyle anlatabilirim:

"Zekâ insanın özünden gelen, kendiliğinden var olan bir nitelik... Zekânın aktif olması kolaylık, çözüm, üretmek, anlayış getirir. Aksi ise mutsuz, saldırgan, kıskanç, tatminsiz bir hale neden olur. Asıl mesele ünlü yazarın dediği gibi zekâ "olmak" ya da zekâ "olmamaktır". Dünyanın bazı dönemlerinde –belki de hâlâ– zekâ dışsal algılanmış, dışarıdan alınan bir özellik gibi düşünülmüş, yiyeceklere ve çevresel etkenlere bağlı tutulmuştur. Oysa ki zekâ kalp atışı kadar içseldir.

Baş bölgesinde beni yani beyni, bedende ise kalbi merkez alır zekâ... Hislerin yaşama aktarılması da kalp ve sağ beyin bağlantısı ile zekânın sonucudur. Duygusal zekâ dediğimiz de budur. Kalp yaşamın kaynağıdır, açıktır ve bir insan kalbine tüm evrenleri, herkesi, her şeyi alabilir. Beden canlı olmaya devam ettikçe ruhun bu dünyadaki yaşamı devam eder. Kalp attıkça ve duygu var oldukça zekâ beslenir. Ancak kimi zekâsını kullanır, kimi kullanmamayı seçer.

Kalpten yoksun bir zekâ çok tehlikelidir. Zekâ ile üretilen atom formülleri akıl ile bombaya dönüştürülür. Uygulayıcıları akıllı insanlar olmakla birlikte dünya tarihine kara lekeler süren olayların altında kalpten yoksun zekâlar yatar. Zekâ, kendisini silah üretmek için kullanan akıllı insanların da elinde olduğu için dünya zaman zaman insanlığından kayıplar yaşar.

Zekâ bütünü kapsar; içten dışa, dıştan içe bakmayı bilir. İnsanın, hayatın, evrenin sırlarının içinde dolaşan el feneridir. Başı ve sonu, geçmişi ve geleceği yorumlama yetisidir. Hareketli ve esnektir. Doğal olana yaklaştıkça ortaya çıkar, doğallıktan uzaklaştıkça kaybolur. Ruh ve duygu ile paraleldir, kalpten beslenir. Kaynağı ilahi olanın sevgisidir. İfadelerinden birisi ilhamdır. Varlığı yücelik, yokluğu tutsaklıktır. Odağı kendi merkezinde tutar, olayların sırrını kendi merkezinde görmeyi sağlar."

Sevgili Sahibim,

Zekânın, ilhamın, üretkenliğin, duyguların, renklerin, ritmin merkeziyim. Tüm bunları işletir sol beyne veririm. O olmadan kendimi ifade edemem. Büyük düşünmeyi, çok üretmeyi severim. Denge ve uyum ile hayatı düzenlerim. Benimle ilgilen, sesimi duy isterim. Beni tanımaya ve anlamaya çalışırken kendini tanımaya başlarsın. Sırlarıma erişmek kolay değildir ama sen yola çıkınca, bana ulaşmaya niyet edince ben sana tüm sırlarımı açarım. Ben senin bir parçanım. Ben özün sesiyim.

Sağ Beynin

Sol Beyin

Öncelikli görevim düşünceleri ifade etmek... Bazen kendi başıma konuşuyorum, bazen de yanıma egoyu alıyorum. "Zihnim hiç susmuyor," derken sen aslında bizi kastediyorsun.

Karşıdan karşıya geçmek, evin ziline basmak, durakta sıraya girmek gibi rutin ve aslında düşünmeden yaptığın işlerin toplamıyım. Düşünerek yaptığın birçok işin de merkeziyim. Üretilmiş matematik formüllerini kullanarak problem çözmek benim işim. Yeni bir dil öğrenirken formüle ediyorsan yine ben görevdeyim. Tüm ifadenin merkeziyim; yazılı ve sözlü ifade ile beden dilinin kullanımını içeren "büyük ifade"yi düşün benden söz ederken... Kendini ifade etme şekline, tarzına ben karar veriyorum, tabii egonun da payını unutmamak gerek.

Kuralları çok seviyorum. Formüle edilmiş şekilde yaşayabildiğimden, kurallar benim varlığım için çok gerekli. Senin de toplumda var olabilmen için kurallara ihtiyacın var. Doğru anladın; ben senin toplumda kabul görmen için varım. Kırmızı ışıkta durmak, toplu taşıma aracında kahkaha atmamak gibi kurallara bayılıyorum. En sevdiğim kültürel kaygı ise "El âlem ne der?" Bununla seni yönetmek daha kolay oluyor.

Bedenin sağ tarafını yönetiyorum. Kök Çakra ile bağım çok kuvvetli. Göksel âlemle hiç işim olmaz, ben dünya işleriyle ilgileniyorum. Para kazanmak, sabah uyanmak, yemek yemek, seks gibi dünyevi işlerim var benim. Bunları yaparken en önemlisi de bolca düşünmek elbette...

Dünyayı, insanın aktif olduğu andan itibaren güçlü bir şekilde ben yönetiyorum. Kurallar koyuyor ve uyulmasını sağlıyorum. Sen ne düşünüyorsan ve hissediyorsan ifade ediyorum. Bazen de kendi canımın istediği gibi ifade ediyorum, olsun, yapıyorum ya. Hakkımda sık sık olumsuz yorumlar yapılıyor. Beni küçümsediğinizin farkındayım ama kendinde var olan bir bölümü küçümsemenin değeri ne olabilir ki? Ben sana aidim ve hep ait olacağım. Benden kaçış yok. Beni kabullenmek ve doğru kullanmak senin için en iyisi...

Ben beynin akıl tarafıyım. Akıl hakkında şunları bilmeni istiyorum:

"Zekânın aksine akıl dışsaldır. Doğal olarak var olan zekânın günlük hayata indirgenmiş, öğrenilmiş, kalıpsal olan tarafıdır. Zekâ 100 ise akıl 0,1'dir. Akıl, yaşamın içinde tecrübe dediğimiz deneyimsel toplamın içinde öğrenilenlerdir. Olay bazında, algılarla sınırlıdır. Aklın ilk yaptığı (+) ya da (-) tepki vermektir; yani dirençtir. Geçmişi bilir, hatta ona takılır, şimdiden ve gelecekten yaşamsal olarak haberi yoktur. Akıl çoğunlukla geçmişte yaşadıklarıyla sınırlıdır. Şimdiyi ise bir türlü yaşayamadığından geleceği kirletmekle, geçmişin tekrarını yapmakla meşguldür. Bu halinden dolayı da aslında durağandır.

Beynin sol tarafındadır. Zihinle birlikte çalışır, çoğunlukla korku ve güvensizlikten beslenir. Kurgusu iyileştirmek yerine kötüyü görüp saklanmak üzerinedir. Savunmaya meyillidir. Güven sorununu aşmak için bilgiye meraklıdır fakat aldığı bilgiyi istediği gibi kullanır. Olayların arkasındaki gerçekten uzak, sadece sanrılarla hareket eder. Akıl, günlük hayatı idame ettirmek için yeterli kabul edilmiş ve öylece kullanılmıştır. Bir çözüme ihtiyaç duyulduğunda ise yetersiz kalır, çünkü sadece yaşadığını bilir. Dikkati hep dışarıda tutar. Hiç durmadan bahane üretme kapasitesi vardır.

Aklın diğer ifadesi 'zihin'dir."

Sevgili Sahibim,

Düşünce ile varım, günlük işlerin efendisiyim. Ego benim en yakın arkadaşımdır. Sürekli konuşurum. Seni dünyaya her yöntemle ifade ederim. Ses, söz, beden dili, yazı gibi çok çeşitli yöntemler kullanırım. Aslında dünyaya açılan kapın benim. Toplumda kabul görmeni sağlarım. Sen de sürekli benimle kavga eder durursun. Seni benimle barışmaya davet ediyorum. Benden kurtuluş yok, sen var oldukça ben varım ve beni yönetebileceğin bir sır değil.

Sol Beynin

Akıldan Zekâya Geçmek

Her birinizin içinde sınırları tespit edilememiş bir beyin var. Tüm evrene, evrenin sırlarına, insana açılabilecek güçte ve doğal mükemmelliğe sahipsiniz. Ancak yaşamı bu mükemmelliğin sadece kırıntısıyla, yani akılla sürdürüyorsunuz. Bilmelisiniz ki bir kişi bir şey yapabiliyorsa bu herkesin yapabileceğinin kanıtıdır. Bilim insanlarına, yazarlara, ressamlara, yaratıcılığını ortaya koyan liderlere bakın. Her biri tüm dünyaya "yapılabilir" olanı gösteriyor. Yapılanı görmek ve takdir etmek akılda, yapabilir olduğunu bilmek ve harekete geçmek zekâdadır.

Akıldan zekâya geçmek öncelikle korkunun besin kaynaklarının kesilmesi ile başlar. Korku, kaygı ve güvensizlikle bağları kesilince beslenemeyen akıl, yerini içses ve kalb-i zekâya bırakır. Doğal haline dönmeye başlayan insan, zekâsı ile tanıştığı zaman şaşkınlık içinde kalır. Akıldan zekâya geçen kişi yatak odasında hiç açmadığı çekmeceyi açmış ve içindeki göz alıcı mücevherleri görmüş gibi olur.

> Zekâ hakikat, akıl illüzyon; zekâ canlılık, akıl koma halidir. Zekâ şimdide kalmak; akıl geçmiş ve geleceğin içinde kaybolmaktır. Zekâ barışı, akıl savaşı başlatır.

Akıl bildiğini kabul eder, bilmediği ve yaşamadığını reddeder. Yaşamı kendi koşullarına göre kabul eder ve uyumlanmaya çalışır. Yaşamadıkları ve yaşayamayacakları için bir katılık geliştirir. Bu yüzden yeni fikirlere önce karşı gelir, onu tanıyınca kabul edebilir. Dünya tarihine baktığımızda göreceğiz ki ortaya çıkan bir bilgi önce reddedilmiş, hatta bilgiyi ortaya atan öldürülmüştür. Ancak zamanla bu bilgi tanımlanmış ve kabul görmüştür. Başka bir yaklaşımla; anne rahminde gelişmeyen bir kulak duymayı deneyimlemediği için sesi tanımlayamaz, bilmediği için "duymak" aklın bilgisinin dışında kalır. Akıl/zihin yalnızca deneyim yaşadıkları üzerinden hareket edebilir. "Ben olsam..." gibi cümlelerin kaynağı da burasıdır. Her şeyi kendi bilgisi kadar yorumlar. Akıl bildiğini geliştirmek yerine çevreyi bildiğine uyumlamaya çalışır. Ekonomi ve politika bu nedenle akıl ve sol beyin merkezlidir. "Benim dediğim doğrudur," diyerek esnemeyi reddeden insanlara bakın; zihnin katılığını oldukça net göreceksiniz. Zekâya geçmek ancak aklın kabulü ve kararı ile olabilir. Dünyanın, insanlığın, şimdinin ve geleceğin ihtiyacı olan budur. İnsanın doğal haline dönmesinden ve gerçeğini yaşamasından daha güzel ne olabilir ki! Kendimiz ve herkes için yapabileceğimizin en iyisi zekâ "olmak"tır.

İplikçikler: Tüm Çabamız Denge için

İki beyni birbirine bağlıyor; zekâdan akla, akıldan ilhama bilgi taşıyor, yaşamın dengesi için çabalıyoruz. Bağlantıyı nehir, bilgi akışını gidip gelen bir gondol gibi düşün. Sağ beyin ilhamla bağlanıyor, bilgiyi alıp işletiyor ve her şey yolunda ise sol beyne günlük hayata uyarlaması ve ifade etmesi için gönderiyor.

Bazen iki beyin bölümü birbirine küsüp iletişimi kesiyor. Hal böyle olunca biz ya hiç bilgi almıyoruz ya da aldığımız bilgiler bizde kaldığı için dolup taşıyoruz. Sonuç; algıda zayıflık, unutkanlık, şiddetli baş ağrıları gibi haller oluyor. Hiç sevmediğimiz bu durumun mesajını doğru okuyamazsak hayatı çok olumsuz etkileyen sonuçlar doğabiliyor. Beyninin iki bölümünü ve özelliklerini tanı ve lütfen onlarla birlik ilan et.

Bizler genellikle varlığı ve görevi bilinmeyen aracılarız. Bedende var olan her bir mikroorganizma gibi anlamlıyız. Fark edilmek isteriz. Nasıl ki sen yaptığın iş görülsün, güzelliğin fark edilsin istiyorsan biz de senden aynısını bekliyoruz.

Denge, uyum, yaratıcılık, üretkenlik, neşe, mutluluk... İnsana lazım olan her şey için birlik bilincini kendi içinden başlat. İlk durak da beynin olsun.

Beynin Hastalık İfadeleri

MS: Yaşamsal korkuların zaman zaman beyni veya bazı noktalara olan hâkimiyetini ele geçirmesidir. Bazen yaşamak öylesine çekilmez olur ki uyuşmak ve belki de hareket etmemek daha iyidir. Korkunun farkında olunsa, yaşama gerektiği gibi dahil olunsa ve uyuşmanın gereksizliği anlaşılsa güzel olmaz mı?

Parkinson ve Alzheimer: Çıkış noktaları farklı gibi görünse de iki hastalık ifadesi de Taç Çakra'nın zayıflaması, yani ilahi/evrensel olandan beslenmenin azalması sonucu gündeme gelir. O güzel ilham ve evrensel şarkılardan nasibini almaktan bir gün vazgeçebilirsin. İşte o zaman unutmaya ve kaslarına hükmedememeye başlarsın. Alzhimer bazen bir ya da daha fazla travmatik durumu unutma çabasından da kaynaklanabilir. Travmatik olayları unutma çabası genel bir unutmaya dönüşüverir.

Parkinson yetersizlik duygusunun "Artık yaşlandım," ile birleşmesiyle hayata geçebilir. İkincil sebepler her zaman farklı olabilir. Elden ayaktan düşme, kendi işlerini yapamama, muhtaç olma korkuları da bu hastalık için zemin hazırlar.

Ancak ana sebep her zaman Taç Çakra'nın bir süredir görevini düzgün yapamamasıdır. Taç Çakra'ya görevinin iade edilmesi ilahi/evrensel olanla barışılması esastır. Özellikle yaşamda gözle görülür ilahi adalet bekleyenler ve bunu somut bir şekilde göremeyenler affetmeye yaklaşmalı ve sonucun kendi zararına olduğunu bilmelidir.

Beyin Kanaması: Ani bir kararla tüm yaşam şalterini indirmek ve Taç Çakra'yı bir an için kapatmaktır. Bir andan kasıt, bir saniye gibi kısa ama çok önemli bir andır. Yaşamın sonu olabilir ya da kalıcı hasar bırakabilir. Burada rol oynayan süredir. Hasar, Taç Çakra'nın kapanma süresi kadar artar ve nihai olarak yaşamın sonu da olabilir. İlahi/evrensel olanla beslenmeye devam ederken bir anda ani bir şekilde kesinti yaşanması beyne şok etkisi yapar. Mutlaka "Karar Temizliği" yapılmalı ve Taç Çakra'yı kapatmak için verilen karar anının bulunup etkenleriyle birlikte dönüştürmeye çalışılmalıdır. Hasar konusunda yardımcı olma ihtimalimiz kişiye göre değişir.

Epilepsi: Beynin iki bölümü arasında iletişim kopukluğudur. Burada azlıktan değil, kopukluktan bahsediyoruz. İki beyin arasında bazı iplikçikler görevini doğru bir şekilde gerçekleştiremez. İletişim için beyinlerden birisi uğraşırsa kriz anları yaşanır. Mutlaka "Sağ-Sol Beyin Dengeleme Çalışması" yapılarak iplikçikler doğru bir şekilde bağlanmalıdır. Kişi bunu kendi kendine de yapmaya çalışabilir. İki beynini ve aradaki iplikçikleri düşünüp onlara, "En yüksek ihtimalli çözümlerle birlik içinde doğru bağlantı ile çalışmanıza niyet ediyorum, sizleri seviyorum," diyerek irtibata geçebilir.

Beyin Tümörleri: Sebepleri kişiye göre değişkendir. Temel bir etken söylemek gerekirse "gereksiz zihinsel birikinti" denilebilir. Ancak tümörler çok kişiseldir. Çalışma ve çözülme şekli de öyle. Önemli olan ilk başlama anıdır. O anda olanlar ve geçmişte benzeri olaylar ele alınıp çözüme gidilebilir.

Şifa Kapısını Aralayanlar

MS'in Tohumu Anne Karnında Atılmıştı

Henüz evlenmiş, çocuk doğurmak isteyen genç bir MS hastası ile çalışmaya başladık. Atakları onu canından bezdirmişti. Hekim desteği ve ilaçları elbette devam edecekti. Ona da söylediğim gibi sadece destek olabilirdim. Kabul etti. Zamana yayarak sakin sakin çalıştık, gözlemledik, neler hissettiğine odaklandık. Son atağından kalma uyuşmalar ve hissizlikler vardı. Hekimiyle konuşup bu uyuşmaların seyrini öğrendim. Çalışmalar ilerledikçe "Derin Düşünce" seansında MS'in başlangıç anının anne karnında olduğunu tespit ettik. Bu bilgi onun için oldukça şaşırtıcıydı.

Annesi ile arası iyi değildi ve sebebi şimdi ortaya çıkmıştı. Onu doğurmak istemeyen, bebek düşsün diye yüksekten atlayan, karnına yastıklarla bastıran, arkadaşının altıncı kata taşınmasına sırf bu sebepten yardımcı olan annesini cezalandırmak istemiş ve o anda MS kendisini göstermişti. Anne karnında neler hissettiğini tekrar yaşadı ve o sırada atak geçirmekten çok korktu. Destek vererek süreci ataksız bir şekilde birlikte atlattık şükürler olsun. Ardından hamile kaldı ve bebeği aldırmak istemedi. Doktor olabilecekleri anlattı ve kararı ona bıraktı. Hamilelik sürecinde annesi ile barıştı. Birkaç kez anne rahmine dönüp temizlik yaptık. Hastalıkla konuştuk. Sakin ve kolay bir hamilelikle kolay bir doğum onun başarısı oldu. Bunu sadece o yapabilirdi, ben onun için yol göstericiyim sadece. O kendi yolundan sağlıkla gitmeyi başardı. Bunu yapan herkesi saygıyla selamlarım. Bunca zaman içinde bir kez atak geçirdi ama oldukça kısa sürdü ve çabuk atlatıldı.

Baş Ağrısı Dayanılmazdı

Çok şiddetli baş ağrılarından yakınan, işinde ve özel hayatında başarısız olmaya başlayan danışanım umutsuzdu. Denemiş olmamak için başladı çalışmaya. Seansa her seferinde bitkin geliyordu ve odaklanması da oldukça zor oluyordu. Üst üste seanslar uyguladık. Daha da yoruldu. Baş ağrısı öyle bir noktaya geliyordu ki istemsiz şekilde gözünden yaşlar akmaya başlıyordu. Onu çok yorduğumu ve fazla üstüne gittiğimi söylüyor, sürekli benden şikâyet ediyor, buna rağmen gelmeye devam ediyordu. Sağ-Sol Beyin Dengeleme Çalışması'nı yaptık, fakat o gün ağrısı öylesine şiddetliydi ki bir türlü çalışmayı yürütemedi. Hemen ertesi gün gelmesini istedim ve akşam randevularından birisini rica ederek başka tarihe kaydırdım. Danışanım sanırım benden nefret ederek geldi. Sağ-Sol Beyin Dengeleme Çalışması'na başladık ve iplikçiklere sıra geldiğinde baş ağrısı dayanılmaz boyuta ulaştı. Onlarla danışanın kendisi aracılığı ile değil, bir temsilci kullanarak konuştuk. Barış sağladığımızda ağrı aniden kesilmişti. Bu mucizeye birlikte şahit olduk. Tüm mesele iplikçiklerin iletim görevini yapamayıp kendinde biriktirmesiymiş. Kısa zamanda terfi aldı. Artık beni seviyor.

Karaciğer

Öfkenin Yerleşim Yeriyim

Zekâsına beyin ve kalp kadar güvenebileceğimiz ilginç bir organ karaciğer... Besinleri dönüştürürken ivmesini duygulardan alan bu güzel organımızın gücünü düşüren çeşitli konular var. Asıl konusu "öfke" olmakla birlikte "istenmemek" ve "çatışmalar içinde ortaya çıkan duygular" da bu organın hastalıklarına neden olabiliyor. Bakalım hangi duygular onu rahatsız ediyor?

Besinden elde edilen enerjinin neredeyse tamamını üreten organım. Besinleri enerjiye dönüştürüyor ve ihtiyaca göre depoluyorum. Aminoasitleri ayrıştırıyor ve yeniden birleştiriyorum. Bunu yaparken insan, bitki ve hayvan proteinlerinin birbirine bağlanmasını ve devamlılığını sağlıyorum. Anlayacağın, denge ve uyum olduğu sürece birçok dinamiği parmağımda oynatıyorum. Benim zekâma; kendi beynine ve kalbine güvendiğin kadar güvenebilirsin.

Bedene dışarıdan aldığın ve kendi içinde ürettiğin tüm zararlı maddeleri etkisiz hale getiren arındırma ünitesiyim. Yani bedene sunduklarını yararlı ve zararlı olarak ayrıştırma gücüm var. Bende bir hastalık varsa kendin için neyin faydalı, neyin zararlı olduğunu ayıramıyorsun demektir. Uyum ve denge ile ilgili yeterliliğin azalması da beni aynı sonuca götürüyor.

Köklerini Hatırla

Bitkiler ve hayvanlarla, yani doğa ile arandaki bağın azalması ya da kopması da beni hastalık ifadesine sürüklüyor. Aklın bağları zayıflatırken, kalbin de bir yandan reddederse görevimi yapamaz oluyorum. Köklerinin doğada olduğunu hatırlamalısın. Ataların da topraktadır, tüm kayıtlarıyla birlikte. Hayatta olan herkesin ayağı ise toprağın üzerinde... Doğa demek, köklerimizin evi demek... Doğayla ve kökleriyle bağı azalan sen, "Köklerime aidim, köklerimle bağlarımı güçlendiriyorum, doğa ile bir ve bütünüm," bakış açısı ile beni iyileştirebilirsin.

Bitkiler ve hayvanlarla, yani doğayla bağ azalınca ya da kopunca karaciğer hastalanabiliyor.

Sağlıklı bir enerji akışı için yerinde bir kendine güven gerekiyor. Fazla deneyim, böbürlenmek, yüksek beklentiler ve yetersiz güven benim ritmimi bozuyor. Güvenin gücü azalınca desteksiz kalıyorum. Bu halde hayat sana olduğu gibi bana da yorucu geliyor. Yaşam gücü ile ilgili sorunların başladığı anda konu hangi organ ise kanla ilgili arazlar da başlıyor. Bu sorunun bendeki ifadesi pıhtılaşma ya da kanama oluyor.

İdeolojik fikirler ve dine bakış açısı aklını fazla meşgul ederse ayrıştırma işlevim çeşitleniyor ve yoruluyorum. Düşüncede ve duyguda yaşadığın ideolojik ve dini aşırılıklar, genelden ayrı kalman ya da kendini bir nedenle üstün görmen, diğerlerine kızman ve onların doğru yapamadıklarını düşünmen bil ki benim düşmanım.

Birlik ve bütünlükten yana olan bakış açısına geçmen ise benim için tatil zamanı oluyor, dinleniyorum. İç zekâ ile evrensel zekâ arasında daimi uyuma niyet et. Böylelikle sen evreni beslersin, evren de seni; olması gerektiği gibi. Sen niyete başla, ben devamını getirim. Yeter ki niyetinin gerçekliğine inanayım.

Kendini ve Beni Daraltmaktan Vazgeç

Maddi olanla manevi olanın, somut olanla soyut olanın çatışması yine bana akıyor ve inan ki çok yorucu oluyor. Karar verirken bu çatışmaların içinde kaldığında bil ki iki elim yakanda. Her zaman tek seçenekle ilerlemek zorunda değilsin. Kendini ve beni daraltmaktan vazgeç. "Dünyada ol ama dünyadan olma," demiş güzel Mevlana. Bazen maddiyi bazen de maneviyi seçmen gerekiyor. Bazen de ikisini birden denge ile yürütmen... Akışa izin ver. Kalbinin bilgeliğini hatırla; gerekeni seçmene yardım edecektir.

"İstenmiyorum"un Acısı Bende Birikir

Anne rahminde ya da hayatın herhangi bir noktasında "istenmediğine" karar verdiğin zamanların tüm acısını da ben biriktiriyorum. Zanlarla ya da gerçeklikle –ki hayat amacın bu olabilir– istenmeme halini yaşaman bana çok hızlı zarar veriyor. İstenmediğine dair verilen karar, istenmemeye ilişkin olaylar zinciri yaratıyor. İstenmediğine ikna olursan zamanla Yaradan'a ve insanlara karşı isyanla doluyorsun. Her zaman şunu hatırla; dünyada var olan her bir birey olması gerektiği için burada. Ne eksik var ne de fazla. Dünya Ana kollarını açarak karşıladı seni. Sen de onu kabul etmelisin.

Bazen dünyada olmak acı veriyor. Yuva'da, ruhsal alanda olmak isteyip Yaradan'a küskünlük, kırgınlık gibi duygular besleyebiliyorsunuz. "Orada istenmedim, Allah beni oradan ayırıp dünya denen yere gönderdi,", "Beni sevmiyor ve istemiyor ki beni oradan ayırdı," gibi duyguların, acıların birikme yeri ve günah keçisi yine benim. Bu acı öyle kuvvetli ki hayatı kısaltıyor. Oysa Yaradan herkesi seviyor. Sevgiye güvenmeye çalışmak, dünyanın da gerekli olduğunu kabullenmek sana da bana da iyi gelecek.

İstenmediğine inanmak, öfkenin esiri olmak gibi acı duygular karaciğerde birikiyor.

Gelelim en önemli etkene; öfkeye. Beni benden alan, en kolay tüketen duygu öfke... Öfkenin şiddetine göre benim hastalık ifademin şiddeti değişiyor. Yapım gereği öfkeye karşı pek korunaklı değilim. Öfkeyi bütün olarak değerlendirmeni istiyorum; kendine, diğerlerine, hayata, Yaradan'a, kadere, şansa, bahta, talihe, ötekine, berikine...

Sevgili Sahibim,

Bir kişi öfkelendiğinde anında yüz kişiye akan bir zehir üretiyor. Önce bedeni bozuyor ve hemen etrafa yaymaya başlıyor. Düşün, hayatta böylesine negatif bir jeneratör olmak ister miydin? Hayata verecek daha iyi şeylerin yok mu? Yaşam bir armağandır. Yücelerin yücesi Yaradan tarafından sunulmuş muhteşem armağana vereceğin daha iyi bir teşekkür olabilir. Karamsarlık kara bulutlar tarafından görülür. İyimserlik ise güneşli günlerin kadrajındadır. Her an seçimdir. Kendin için ve benim için bir günebakan gibi olsan, iyimser bir şekilde ışığı takip etsen ve şifayı seçsen çok güzel olmaz mı?

Karaciğerin...

Karaciğerim Neden Yağlanıyor?

Karaciğerde yağlanma öfkeyi dışa yansıtmamak ve bazen de dışarıdaki yoğun öfkeden korunmak için oluşuyor. Bazı kişiler öfkeli olmayı kendilerine yakıştıramıyor. Hele ki kızdıkları öfkeli bir ebeveyn varsa ona benzememek adına öfkeyi saklı tutuyorlar. Sonuç: yağlanma! Bazen de etrafta öfkeli kişi ve öfkelendirebilecek olay çok ise beden kendini korumak için karaciğeri yağlandırabiliyor.

Neden Hepatit (A-B-C) Oldum?

Hepatit A, B ve C süreç ve içerik olarak farklı olsa da "sahip olunamayanlara" biriktirilen öfkeyi ifade ediyor. Evin huzurunu bozan kişiye olan ya da "Bu kadar uğraştım, hak ettiğim kadar para kazanamadım, parası olanlar çok rahat yaşıyor, bu rahatı galiba dört kolluda yaşayacağım," gibi söylemlerle "olmayan"a duyulan öfkenin biriktirilmesi de nedenler arasında yer alıyor. Diğer bir neden ise vaktiyle sahip olunup kaybedilen şeylere duyulan öfke... Elden kaçanlar için kendine öfkelenmek de oldukça kuvvetli bir etken. İnsan elinde olanların kıymetini kaybedince anlıyor. Kaybetmekle gelen duyguların birikimi ise karaciğerde hepatit safhalarına sebep oluyor.

Şifa Kapısını Aralayanlar

Etrafa Ateş Püskürüyordu

Yüzü renksiz, sesi cansızdı. Ne adım atacak ne de derdini anlatacak hali kalmıştı. Derin bir mutsuzluğu vardı ama beni daha çok ilgilendiren gözlerindeki öfkeydi. Sanki tüm enerjisini gözlerinde toplamış, etrafa ateş püskürüyordu. Şifa seansı için gelmişti. Şikâyetleri, karaciğerinin çalışmasının aksaması ile bağışıklık sistemindeki düşüklük, bedeninde çıkan örümcek şeklindeki lekeler ve sürekli daha da halsizleşmesiydi. Her gün gelip bir saat şifa alıyordu. Seanstan çıkınca kendini pek farklı hissetmiyor olmasına karşın yaklaşık bir saat içinde enerjisi yerine geliyordu. Öfkesinin farkındaydım ve temkinli hareket etmek istiyordum.

Şifa sırasında organlar bizlere açılır ve duymamız gereken ne varsa anlatırlar. Bu hissel bir durumdur ve bunun için Evrensel

Şifa Kanalı'nı kullanıyoruz. Karaciğerinden onun hayatında olmayanlara karşı ne kadar öfkeli olduğunu ve ideolojik ayrımlardan dolayı sınıflamasının çok keskin olduğunu duydum. Öfkesini artırmadan onunla paylaştım. Önce karşı çıktı. Ertesi gün anlatmak istedi. Beş kız çocuğu olan evin altıncı kızıydı. Annesi ve babası onun doğumu ile lanetli olduklarına inanmışlar. Bu onların erkek çocuklarının olmayacağının kanıtıymış. Doğumundan sonra yas tutulmuş, anne ve baba onu görmeyi bile reddetmişler. Ablaları tarafından büyütülmüş. "Erkek olup el üstünde olmak varken kız olup yerin dibine itildim," derken hıçkırarak ağlıyordu.

Ona bir metin yazdım ve okudum. "Sevgili karaciğerim..." başlıklı yazı tamamen şifaya ve bedenin ihtiyaçlarının fark edilmesine yönelikti. Bir yandan da organ ve işlevleri ile bağ kuruyordu. Her gün dinlemesini istedim.

Damat Nikâha Gelmeyince...

Günler geçtikçe hikâyesinin detaylarını öğreniyordum. Çok güzel bir kadındı. Onunla evlenmek isteyen çok kişi olmasına karşın o kimseleri istememiş. Bir süre önce birisiyle evlenmeyi kabul etmiş ve her şey yolundayken damat nikâha gelmemiş. Öylece ortada kalakalmış. Ailede lanetli ve uğursuz olduğu iyice tescillenmiş. Kimisi acımış, kimisi kızmış. Herkes bir şeyler söylemiş ama kimse ona, "Sen ne hissediyorsun?" diye sormamış. Öğrenmiş ki evleneceği kişi nikâhtan önceki gece eski sevgilisi ile barışmış ve birkaç gün sonra da onunla evlenmiş. Çok ağır bir depresyona girmiş. Ardından da karaciğer bu öfkeyi taşıyamadığını örümcek lekeleri ile anlatmaya başlamış ve gerisi gelmiş.

Şifa çalışırken hayat amacımızı, seçimlerimizi ve daha birçok konuyu anlatmaya başladım. Cevap vermiyor, dinliyor ve yorum yapmadan gidiyordu. On gün sonra, "Kendimi çok iyi hissediyorum," diyerek girdi ofise. Bizlere tatlı atıştırmalıklar almış. Gözleriydi ya önem verdiğim, oldukça neşeli görünüyorlardı. Şifaya ve konuşmalara devam ettim. Lekeleri geçmeye başladı. Öfke karaciğeri terk ederken tüm hastalıklarını da yanına almıştı. Şifa çalışmalarında dördüncü hafta bittiğinde, "Doktorum da iyi olduğumu söylüyor, ben de kendimi iyi hissediyorum ama yine de gelmeye devam etmek istiyorum," dedi. Görüşme sayımızı azaltarak şifa seanslarımıza ve sohbetlerimize devam ettik.

Sanırım iki ay sonraydı, bir gece ağlayarak aradı. "Huzurdan ağlıyorum ve bu anı seninle paylaşmak istedim. Senin telefonuma kaydettiğin affetme meditasyonunu dinliyordum. Birdenbire annemi ve babamı affettim. Nasıl olduğunu bilmiyorum, sadece çok huzurluyum, bilmeni istedim," dedi. Sadece karaciğer değil, bedenin birçok yeri onarılmıştı. Şükürler olsun.

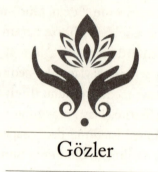

Gözler

Bildiğinin Ötesini Görüyoruz

Nice şarkılara, şiirlere, atasözlerine konu oldu ve oluyor gözlerimiz... Şairlerin, yazarların ve ressamların en ince işlediği konudur bakmak, görmek ve bakışların altında yatan derin anlamlar... Gözler; inceliği, derinliği, olanı, olması gerekeni, gerçeği, ortada ya da gizli olanı gören parçamız... Onlar ruhun aynası, doğruluğun ifadesi...

Bizim bildiğimizin ötesinde neler görüyorlar, merak ediyor musunuz? Bakan ve gören gözlerimiz anlatıyor:

Beyninin görüntü almak için kullandığı kapılarız. Her bir saniyede yüz binden fazla veriyi kaydederek bedeninin yönetim merkezi olan beynine aktarıyoruz. Dışarıyı görüp kaydediyoruz ama ya içerisi? Onu kim görecek? Elbette biz... Lakin senin bunu hatırlaman, bize bu komutları vermen gerekiyor. Bil ki dışarıyı gördüğümüz kadar içeriyi görme yeteneğimiz de var. Dışarıdakini alıp içeriye, içeridekini de dışarıya veriyoruz ve bu nedenle asla yalan söyleyemiyoruz. Yani gerçeğin ifadesiyiz.

Kendimizi anlatmaya senin miyop olarak adlandırdığın hastalık ifadesinden başlayalım.

Miyop: Kendi Bildiğin ile Yetinmenin Diğer Adı

Genellikle gençlik ya da gençliğe geçiş aşamasında, katılaşmaya başlayan "ben bilirim" düşünce yapısının sonucu miyop oluyor. "Ben bilirim", bizim esnekliğimizi alıyor, bakışlarımızda yorumlamayı azaltıyor, derinlik algımızı kısıtlıyor. Kendi bildiği kadarıyla yetinen genç bedenin yakını görme eğilimine giriyor. Bilinç, artık taraflılığı seçmiş oluyor ve bizim tüm enerjimiz kırılıyor. Yakında olanı daha çok, uzakta olanı daha az görmek üzere bir emir alıyor ve bunu uyguluyoruz mutsuzca.

Sen önce birtakım durum ve insanları kendine karşıt ilan edip onları uzağa koyuyor, sonra da başa çıkma yollarını arıyorsun. Başa çıkamama korkun arttıkça ve reddedişin yükseldikçe bizler görüş esnekliğimizi iyice kaybediyoruz. Bir de kibir ve bencillikler devreye girdiyse vay halimize! Aslında kavgan kendinle... Fark etmen için her gün dua ediyoruz.

Uzun vadede hayata olan inançsızlığın ve güvensizliğin de geleceği görmemize engel oluyor. Sen almayı öğrenemedikçe geleceğe olan güvenin azalıyor. Almanın yerini korkular doldurmaya başlıyor. Yaşamı belirsiz, uzakta ve güvensiz olarak algılıyor, yakında gördüklerine sarılıp onlarla yetinmeye başlıyorsun. Senin umutsuzluğun arttıkça bizim görüş mesafemiz daralıyor. Esneklik ise en büyük ihtiyacımız...

Miyobun yaşamı öğrenmek ve kabul etmek için çok iyi bir araç olduğunu fark etmende fayda var.

Hipermetrop: Gelecek Kaygısının Diğer Adı

İleri yaşların sana getirdiğini düşündüğün ama aslında önceden kendine biçtiğin bir hastalıktır hipermetrop. Hani yaşın ilerledikçe, hafızan negatif deneyimlerle doldukça yaşam sana uzakta ve donuk gibi geliyor, deneyimler ve tecrübeler insanlara olan güvenini azaltıyor ya... İşte bu düşüncelerin etkisi ile, "Başıma bir şey gelirse bana bakacak kimse yok," dediğin zamanlar hipermetrobun gelişmesi için yeterli. Sen bunu inanarak söylediğin anda bizim enerjimiz küçülüyor, yakını görememeye başlıyoruz. Neden mi? Çünkü sen orada tutunacak bir şey olmadığını söylüyorsun bize.

Tamamen kişisel bir yaklaşım içinde sıkıntının, aldatmanın ve sorunların hep yakındaki kişilerden geldiğine inanmaktan ya da yakındaki kişilerin düşman olduğunu görmekten yorulunca ne yazık ki yakını görme kalitesi düşüyor.

"Düşmanı uzakta arama!" cümlesi de bizim için oldukça sorunlu bir kayıt. Sıkıntının, aldatmanın, sorunların hep yakındaki kişilerden geldiğine inanmak yakını görmemizi bozuyor. Yakında olagelen düşmanlıkları (sana göre) görmekten yorulduğun zaman ne yazık ki biz görme kalitemizi düşürüyoruz. Burnunun üzerine bir çift cam gelmesinin sebeplerinden birisi de bu...

Yakın zamanda olacak muhtemel olaylarla ilgili yüksek endişelerin de aynı sonuca götürüyor bizi. Özellikle hayatını adadığın ve emek verdiğin kişilere olan kırgınlıkların, uğradığını düşündüğün haksızlıklar ve yaşadığın hayal kırıklıklarının yarattığı duygularla uzaklaşmaya çalışman da bize, "Onları görme!" emri olarak ulaşıyor. Senden gelen tüm emirlere hemen uyuyoruz.

Sen yakın çevrende olan olaylardaki anlamları ve öğrenme konularını görmezden geldikçe yine bizlere, "Yakını görme!" emri vermiş oluyorsun. Sonuç aynı, belki yakını görmemenin şiddeti farklı oluyor, o kadar.

Bizi hepsinden çok etkileyen ise yaşın ilerledikçe zamanın daraldığına dair korkun oluyor. Ölümü ve ölüm meleğini görmek istememek tek başına yeterli... Ölüm, hesap verememe, Yaradan'a mahcup olacağım ve cezalandırılacağım korkuları bizim tüm enerjimizi bozuyor. Bu korku arttıkça hem yakını hem de uzağı görmekte zorlanıyoruz. Ölümün gerçeğini bilmene ve görmene niyet ediyoruz. Ölüm bu yaşamın sonu olarak görülmekle birlikte ruhun Yuva'ya, Yaradan'a dönüşüdür. Ruhun orijinal haline dönüşü, yani yeni bir doğumdur. Cezalandırılacağını düşündüğün ne varsa kendi muhasebeni yaşarken yapmana, affedip af dilemene, olanı ve olmayanı telafi etme yollarını bulmana tüm bedeninin ve ruhunun ihtiyacı olduğunu hatırlatmak da bu kitapta bize düştü.

Astigmat: Olanı Kabul Etmemenin Diğer Adı

Kendi gerçeğini ve yeteneklerini görmek istememenin bizlerde oluşturduğu hasardır astigmat. Seçimlerini reddetmen, aileye ve yaşadığın yere kendini ait hissetmemen bize, "Net görme!" emri veriyor. Sen yeteneklerinden, olman gerekenden uzaklaştıkça bizim görüşümüzdeki netlik kayboluyor.

Olanı kabul etmediğin ve olması gerekene negatif duygularla bağlandığın zaman yine görüşümüzün netliği bozuluyor. Anneni, babanı, öğretmenini, yeni doğan kardeşini, ülkeni, dünyayı kabul edemediğin ve, "Böyle olmamalı," dediğin her bir an bizim için bir perdenin arkasından bakmak gibi. Sen, olanla olması gereken arasında bağ kuramadığında biz de gördüğümüz ve senin görmek istediğin arasına bağ kuramıyoruz. İkisini birbirinden ayıramadıkça netlik bozuluyor. Kendi güzelliğini ve yeteneklerini görmene çok ihtiyacımız var. Kendini görmene niyet ediyoruz.

Glokom/Karasu: Ağlayamamanın Diğer Adı

Ağlamanın kötü ve zayıf olduğu inancınla başlıyoruz bu hastalık ifadesine. Sen ağlayamadıkça göz torbalarının üzerinde basınç oluşmaya başlıyor. Basınçla birlikte bizim tansiyonumuz yükseliyor ve görüşümüz bulanıklaşıyor.

"Ağlamak güzeldir/süzülürken yaşlar gözünden/sakın utanma" diyen şarkıyı biraz dinlesen iyi olur. Dünya tarihine bak; ağlamak üzerine sayısız ritüel, artı ve eksi kayıtlanmış söz var. İşte bunlar arasından negatif kayıtları üstlenenler de görülüyor bu hastalık. Yani ağlayamayan, ağlamamak gerektiğini bir şekilde kayıtlamışlara uyarımız oluyor. Zamanla göz torbaları üzerinde oluşan basınçla tansiyonumuz yükseliyor, göremiyoruz. Oysa ağlamak candır, ilaçtır. Gülmek gibi, gerektiğinde ağlamak da ortak bilince yüksek katkı sağlar. Acılar tutulmaz, su gibi akar gider. Sadece kendin için değil, bizler ve tüm dünya için gülmeni ve gerektiğinde ağlamanı istiyoruz.

Bir kişiye olan bağımlılık ve, "O olmadan yaşayamam," gibi duygular da bizi bu hastalığa götüren başka bir etken. Bu duygu, konusu ilişkiler olan böbrekleri de etkiliyor. İlişkilerde bağımlılık gözün tansiyonunu artırırken böbreğin ritmini bozuyor. Bu etkiler eşzamanlı olmayabiliyor; ilk gelen uyarıyı ciddiye alıp diğer organı kurtarmak senin elinde... Tek başına var olamaman, kendini tüm dünyada "o" olmadan yapayalnız hissetmen, kendine tam anlamıyla yetersiz ve eksik bakman glokom için ideal duygular. Kendin olmak için var olduğunu ve bunu tek başına yapacağını idrak etmen sorunu çözecektir.

> Ağlamamak tek başına var olamamak, "o" olmadan yalnız hissetmek, yetersiz ve eksik olduğunu düşünmek glokom için ideal duygular.

Renk Körlüğü: İçsel Renkleri Reddediyorsun

Kendi içindeki ve hayattaki renklere, oluşumun mükemmel matematiğine ve yeteneklere kapalı isen bizden ne bekliyorsun? Bizler görmen için varız. Sen içteki renkleri reddettikçe dışarıdaki renk hiçbir şey ifade etmeyecektir. Renkleri olağandan farklı algılamanı, yani için ile dışın yer değiştirmesini de sağlıyoruz. Sizin istatistikleriniz der ki; her yirmi erkekten ve her iki yüz kadından birisi renk körüdür. Neden acaba? Lütfen düşün.

Bu durumda bize düşen, ortalama gri renk üzerinde yoğunlaşmak oluyor. Çünkü hayat sana aşırı tekdüze geliyor ve yeni renkleri tanımak üzere yorulmak istemiyorsun. "Hayatın tüm renklerine açılıyorum. Yeteneklerimi ve tüm potansiyelimi kabul ediyorum," anlayışını benimsemen bizlere, "Renkleri olduğu gibi gör!" mesajı verecektir.

Katarakt: Hayata Perdenin Arkasından Bakıyorsun

Sen kendini yaşlı hissettiğin zamanlarda oluşturduğumuz bir tabakadan söz ediyoruz. Etrafta, ailede olan biteni kabul edemediğini sana anlatma yöntemimizdir katarakt. Hayatta sana uygun olmayan şeyler oluyor, müdahale edemiyorsun ve bu içinde büyüyen bir sıkıntıya sebep oluyorsa hem onları hem de kendi güçsüzlüğünü, yaşlandığını, etkisiz olmaya başladığını görmek istemiyorsun.

Olduğun ortamı, durumu, maddi koşulları kendine yakıştıramadığın zaman da olmakta olanla arana bir perde koyma ihtiyacının tıp dilindeki adı da katarakt. Olanı kabul etmeye yönelmen ise bizleri rahatlatıyor.

Konjonktivit: Çatışmaları Görmekten Kaçıyorsun

Kapaklarımızın altında bulunan ve bizleri koruyan zarın iltihaplanmasıdır. İltihabın çatışma ifadesi olduğunu bir kere daha hatırlatalım. Kapaklarımızı hareket ettirmemiz sende ağrı ve sızıya sebep oluyor. Bu nedenle sen gözlerini kapalı tutmayı, yani görmemeyi istiyorsun. Aslında "mola" ihtiyacını ifade ediyor bu hastalık. "Bir şey yapamıyorum, bari bir süre görmeyeyim," diyorsun, farkında mısın? Çatışmaları fark etmene ve çözümlerini görmene niyet ediyoruz. Kendine ve olana anlayış da çözümdür. Bize de anlayış gösterir misin lütfen?

Şaşılık: Gördüklerinle Uyumlanmalısın

Birbiri ile eş ve uyumla çalışmak üzere üretilen bizlerin hareket bütünlüğünün bozulmasıdır şaşılık. Ayrı yönlere bakarak içsel bakışın da kutuplaştığını ifade ediyoruz. Bizler uyum içinde çalışırsak bir ucu negatifi, diğer pozitifi gösteren sarkacın iki ucunu da aynı anda görüp ortak veri üretiyoruz. Yani zıtlıkları görüp durum için gerekli olanı seçiyoruz.

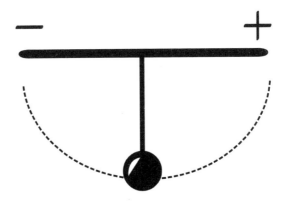

İkimizin de görüşü benimsenmeyip başka bir arayış olursa uyumumuz bozuluyor ve sonuç şaşılık olarak adlandırılıyor. Bu durumda aynı anda başka noktaları görmeye başlıyoruz. Hele ki şaşılıkla birlikte bir gözün görme yetisini kaybettiyse derinlik de kayboluyor. Bu durumda bize kalan ise tek bir boyutla, fazla sınırlı bir bakış açısı... Tüm boyutları, olanı ve olmayanı kabul etmene niyet ediyoruz.

İçi görmeyi reddeden kişi için dışarıyı görmenin de bir anlamı kalmayınca beden görmemeyi kabul ediyor ve bunun kararı ya ana rahminde ya da hayatın herhangi bir yerinde veriliyor.

Körlük: İçeriyi Görmek İstemiyorsun

Olanı ve olmayanı "görmek istememek" artık beden tarafından da kabul görmüş, körlük tarafımızca icra edilmiştir. İçsel körlük dışarıyı görmemek olarak kayıtlanmış, içi görmeyi kesin reddeden kişi için dışı görmenin de bir anlamı kalmamıştır. Anne rahminde ya da hayatın içinde herhangi bir zamanda verilmiş bir karardır bu. Biz görevi bırakınca, yani sen göremeyince tamamlayıcı organlar yerimizi alır. Yaşamı; koklayarak, duyarak ve elbette hissederek devam ettirirsin. Bu hastalık ifadesinin amacı içindeki güzelliği görebilmendir. Bu yaşamda yerin ve gerekliliğin olduğunu görmek ışık olacaktır.

Tüm bu ifadelerin yanı sıra gerçek göz, sezgi merkezi olarak bildiğimiz Üçüncü Göz'dür. Kalp ve hatta kalb-i zekâ bağlantısı olan, sadece görüleni değil, görülmeyeni de tanımlayan soyut organımızdır. Üçüncü göz ile görmeye niyet etmen de bizi yüceltecektir.

Sevgili Sahibimiz,

Bizler içeriden dışarıya açılan, dışarıda olanı içeriye aktaran organlarız. Kalp ve beyinle uyumlu çalışmak isteriz. İkimiz de aynı anda aynı şeyi görmeyi tercih ederiz. Senden ricamız;

- *İçini görmeye yönelmen, duygu ve düşüncelerinin farkına vararak iç dünyanı anlaman,*
- *Kendine ve hayata karşı esneyerek görüş alanımızı genişletmen,*
- *Yaradan'a, mükemmel işleyen sisteme, hayata ve kendine güvenmen,*
- *Kendini, aileni, hayatı ve gerçeği olduğu gibi görerek seçimlerini onaylaman,*
- *Yaşamdan ve gördüklerinden öğrenmeyi kabul etmen,*
- *Yeteneklerinin varlığını kabul etmen ve onları keşfetmenin yollarını bulman,*
- *Denge ve uyumu hissederek yaşaman,*
- *Bizlerle gülüp bizlerle ağlamandır.*

Seni seviyoruz, sevgini bizlerle paylaş lütfen.

Gözlerin...

Şifa Kapısını Aralayanlar

Babasının Uzaklaşması Sağ Gözünde İfade Buldu

Bir danışanımın oğlu bir gün eve gelip okulda aniden bir şey olduğunu, görmesinin bozulduğunu söylemiş. Hemen doktora götürmüşler; şaşırtıcı boyutlarda bir göz bozukluğu ve tembelliği olduğunu öğrenmişler. Anne ile çalışmalarımız sırasında gözünde çıkan arpacıkla ilgilenmiş ve sebebini bulunca çok çabuk iyileştiğine şahit olmuştuk. Bu çalışmayı hatırlayan anne, oğlu ile ilgili de bana danıştı.

İlkokul çağında olan bir çocuğun sorunları için annesiyle çalıştığımız için seansa sadece anne geldi. Anne sakin ama biraz endişeliydi. Birçok konuda çözümün gücünü daha önce deneyimlediği için duruma anlayış gösterebiliyordu. Oğlumuzun gözlerine "Sağlık Draması Çalışması" ile baktığımızda, babasının işle ilgili bir süre yurtdışına çıkması gerektiğini ve çocuğumuzun babasını bir daha görememekten korktuğunu öğrendik. Baba ile ilgili olduğu için sağ gözünde olan görme sorunu, süreçle ilgili çocuğumuza gerekli açıklamaların yapılması ve güveninin kazanılması ile oldukça hafifledi. Doktorundan, "Çok hızlı düzeliyor," cümlesini duyduk ve birlikte sevindik.

Sorunları Görmek İstemeyince Konjonktivit Kaçınılmaz Oldu

Aile ilişkilerinde oldukça huzurlu olan danışanım, işyerinde birkaç sürpriz olayın getirdiği karmaşadan oldukça şikâyetçiydi. Aslında her şey yolundaydı ama yönetmekte olduğu birimde hiç olmadığı şekilde aksilikler yaşanıyor, büyük hatalar ortaya çıkıyor, bir de üstlerin baskısına maruz kalıyordu. Uyku düzeni bozulmuş, neşesi kaybolmuştu. İlk seanstan bir süre sonra telefon açıp gözlerinde konjonktivit olduğunu, gözlerini açamadığı için işe gidemediğini, çok endişeli olduğunu anlattı. Hemen gelmesi konusunda ısrar ettim. Gözleri iyi değildi, taksiyle geldi. Ona bakınca benim gözlerim sulanıyordu.

İç dünyasına indik, en güzel cevapları alacağımız "Öz Benlik Bahçesi"ne açıldık. Öncelikle kendisine durumu göremediği, sonra diğerlerine sorumluluk üstlenmedikleri için kızdığını öğrendik. Daha da önemlisi işyerinde insanların artık huzurlu olmadığını, herkesin bir diğerini suçladığını, bugüne kadar birlikte yemek yiyen kişilerin birer düşmana dönüşmesini görmek istemediğini öğrendik. Yine kendine kızgınlık vardı; insanlar hakkında ne kadar da yanılmıştı. Dünyası aslında hiç de onun bildiği gibi değildi. Çalışmadan ağlayarak çıktı.

Hemen farklı yöntemlerle kendine olan kızgınlığı, hayata ve insanlara olan hayal kırıklığı üzerine çalıştık. İşe gidemediği iki gün içinde kendi çözümlerine odaklanmasını tavsiye ettim. İnsanlara ve kendine kızmak iyileşmeyi öteleyecek, çözüme odaklanmak ise hızlandıracaktı. O da yapması gerekeni yapıp sorunların çözümlerini buldu, işe gidince yapılması gerekenleri yaptı ve daha dikkatli davranmak üzerine kendi telkinleriyle işine devam etti.

Dalak

Endişe ve Kaygının Alıngan Merkeziyim

Süngerimsi yapısı ile dalak, ömrünü dolduran kırmızı kan hücrelerini toplayıp içlerindeki demiri alıyor. Kan yaşamın içindekiler, demir ise süreklilik anlamına geliyor. Bu nedenle dalak da yaşamın sürekliliğine hizmet ediyor.

Yaşamla ilgili "endişe" ve "kaygılar"ın da barındığı bu süngerimsi yapı kendini anlatıyor:

Vücut direncinin yüksek kalması için çalışıyorum. Kan hücrelerinin süresi dolduğunda onlardan alınabilecek verimi almaya gayret ediyor, farklı kan hücrelerini barındırarak bir depo görevi de görüyorum. Tüm bu süreçte senden beklediğim tek şey, yaşama huzurlu bakabilmen ve kendini yaşama teslim edebilmen...

Bana sorarsan tüm gereksiz negatif senaryolardan en çok ben etkileniyorum. Zihnin ürettiği tüm endişe ve kaygı bana yerleşiyor. "Ya öyle/böyle/şöyle olursa?" şeklinde kurulan tüm cümlelerin arkasında çalışan duyguları çekip alıyorum. Bu düşünceler zihinde dolaşırken bana düşen, duyguyu işletmek oluyor. Endişe ve kaygıları kana karıştırıp yaşamla arandaki dengenin bu olduğunu zannederek seni besliyorum. Negatif senaryolarının şiddeti arttıkça ben görevimi yapamaz oluyorum ve senin de bağışıklığın düşüyor.

Dışarıdan bakınca, "Olmasa da olur," denilen bir organ olmak bana alınganlık hissi de veriyor. Alınganlığı, "Bana... demek istedi," sanrılarını da senaryoların gibi topluyorum. Süngersi yapıda oluşum bana çabuk ve çok toplama özelliği verdiği gibi çabuk ve çokça da atıyorum.

En çok verdiğim tepki büyümek... Endişe ve kaygıyı bir de yanında alınganlığı biriktirerek büyüyebiliyorum. Bu eylem ile sana, "Artık yeter!" diyorum. "Ürettiğin endişelerin ve kaygıların hayatta senin sandığın kadar yeri yok. Bugüne kadar endişe ve kaygıyı ürettiğin boyutta yaşamadın aslında. Yaşamak için neden bu kadar ısrarcısın?" diye çığlıklar atıyorum. Bir gün bir de bakmışsın ki yerime sığmaz olmuşum.

Sevgili Sahibim,

Sen insanlara ve olaylara takıldığın, fazla alınganlık gösterip karamsarlığa ve kızgınlığa gömüldüğün zamanlar ben de kararıyor, görevimi yapamaz oluyorum.

Lütfen, ikimizin de sağlığı için olaylara ve insanlara bakış açını değiştir. Ne demek istediklerine değil, gerçekten ne dediklerine odaklan ve geleni sakince karşıla.

Tüm dünya senin kötülüğün için el ele vermiş hissinin altında yatanları temizlemeyi öğren ve hayatı yaşa.

Kendin ve hayat arasındaki tül perdeyi kaldırmana ihtiyacım var. Sen hayatsın, hayat da sen.

Artık sanrıların sabun köpüğü gibi kaybolup gitme zamanı... Aydınlanma ve gerçeğe odaklanma vaktin geldi.

Dalağın

Şifa Kapısını Aralayanlar

Korkuları Bırakmış Olsa da Kaygıları Biriktiriyordu

Kitabımızın yayınevine gitmesine günler kala elimizde halen dalak ile ilgili bir öykü yoktu. Şans bu ya kitabın son noktasını koymak üzereyken bir danışanımız kapımızı çaldı. Daha önce birlikte çalışmış, panik atağını, uçak, vapur ve köprü fobilerini yenmiştik. O günlerde İstanbul'da yoğun fırtına yaşanıyordu. Kardeşi, danışanımın kızını alıp gezdirmek ve evinde misafir etmek istemiş. Danışanım ise fırtına ve köprüyü bir arada düşünüp bu teklifi önce reddetmiş. Ancak kızı çok üzülünce kabul etmek zorunda kalmış. Tabii geceyi uykusuz geçirmiş. Ertesi gün kızını almak üzere köprüyü geçerken çok korkmuş. Kapımızı çalmasının nedeni de bu korkuydu.

İçeriye girdiğinde dalağının olduğu bölgede aurası simsiyahtı. "Kalbim çarpıyor. Bu duyguyu unutmuştum, nereden çıktı?" diyordu. Korkunun merkezi olan amigdala ve dalakla konuşmayı önerdim. "Organ Draması Çalışması" yaptık. Dalak kendini çok güzel ifade etti. "Bugüne kadar kaygılarını bende biriktirdin, korkuları bıraktın ama zaman zaman kaygılanmaya devam ettin. Biriken kaygı beni koyulaştırdı ve içimden geçen kanı kirletti. Kalbin bu kanı istemedi ve hemen geri atmak için çok çalıştı. Aslında sorun kalbinde değil bende," dedi. Bu sırada kalp çarpıntısı hemen yavaşladı. Amigdala kendisinde sorun bulunmadığını, korku, kaygı ve endişenin olması gerektiği kadar olduğunu anlattı. O halde zihne bakmak gerekiyordu. O da, "Farkında olmadan iyileşip iyileşmediğini sınamaya karar verdin. 'Bakalım köprü sallanınca ne yapacağım?' gibi cümleler kurdun. Ben de sana bunun duygusunu yaşattım," dedi.

Öncelikle iyileşmeyi test etme süreci için kendisini affetti. Ardından dalağında biriken tüm kaygıları birlikte temizledik. Kalp çalışmanın başında rahatlamıştı. Organıyla konuşmak üzere minik bir ev ödevi ile uğurladım. Büyük bir huzurla giderken dalağının rengi normale dönmüştü.

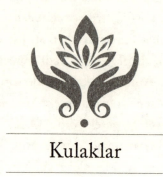

Kulaklar

●

Dünyanın Seslerine Açılan Kapılarız

Başımızın iki yanında kelebeğin kanatları gibi duran, şekliyle bazen alaylara konu olan organlarımızda sıra...

Evrende her şeyin bir frekansı, yani sesi var. Sesler çok çeşitli ve değişken... Kulaklarımız tüm seslerin içinden bazılarını duyabiliyor. Kelebeğin kanat çırpmasını duymazken kapı zilini duyuyoruz. Açık havada duymadığımız bir ses, kapalı bir mekânda duyulabilir hale geliyor. Sesin çeşitli ve mekânlara göre farklı olması kulaklarımızın hassas olmasını gerektiriyor. Bir karınca yürürken ses çıkarıyor ama kulağımızın işitme seviyesine uygun kayıtlara ihtiyacımız var.

Etrafımızda olagelen titreşimleri yakalayan, dış dünyadan bizi haberdar eden kulaklarımız gözlerle tamamlanıyor. Biri görevini yerine getirmediğinde, diğeri onun yerine de çalışmaya başlıyor. Birinin yaşadığı sorun, diğerini güçlendiriyor.

Duymak kulaklarımız için bildiğimizin ötesinde ne ifade ediyor acaba? Onları kalbimizle dinleyelim...

•

Bedenin dışında gibi görünmekle birlikte içeride çok hassas, minik kemikler ve kanallarla beynine bağlanıyoruz. Titreşim, yani ses çok ince olduğundan biz de nazik yaratılmış organlar olarak kaba seslerden pek hoşlanmıyoruz.

Çift taraflı çalışıp manyetik dalgaları ve titreşimleri alıp kayıtlıyoruz. Ancak, "Asıl işitme organı kalptir," desek ne dersin acaba? Evet doğru, bizler resmi kayıt yapıyoruz ama kalp ile dinlemek gibisi var mı? Dene, çok faydasını göreceksin.

Senin iç sesini duymanı engellediği için otoritenin yüksek sesinden, emir kipi ile hitap edilmekten ve itaat beklentisi gibi frekanslardan hiç hoşlanmıyoruz. İç ses ile dış ses arasındaki uyumsuzluk da zamanla bizim gücümüzü alıyor, görevimizi yapmamıza engel oluyor.

Emir kipi ile söz/ses üreten kişilerin etrafında yaşıyorsak sıklıkla sorun çıkarıyoruz. Hatırla ki dışarıdan gelen sözler içeriden gelen ve duymadığın sözlerin ifadesidir. Dışarıyı suçlamak yerine, "Neden bunları duyuyorum, içimde duymadığım ne var ki dışarısı bana bu kadar sert bir şekilde ifade ediyor?" bakış açısına yönelmen gerekiyor. Dış ses olarak sana kendi içini anlatan bu kişilere kızmak yerine teşekkür etmeni istiyoruz. Onların aslında kalbine, ruhuna ve bedenine hizmet ettiklerini bil.

Bazen emir kipiyle yapılan konuşmalardan, bazen sürekli şikâyet eden kişilerin negatif seslerinden, bazen de kendi kibirli sesinden kurtulmak için duymayı bırakıyor kulak.

Bazen de etrafında sürekli şikâyet ederek dolaşan, her şeyi yargılayan ve kınayan kişilerin negatif seslerine çok maruz kaldığımızda içeriyi kirletmemek için duymayı bırakıyoruz. İçte yakaladığımız güzel denge dış dünya tarafından bozulsun istemiyoruz. Böyle zamanlarda sessiz sakin yerlere gitmeni tercih ediyor, sen bunu yapamazsan biz duymayı azaltıp içeriyi korumaya çalışıyoruz.

Şişşşt... İçeriyi Duyuyor musun?

İçsel kibir sözle dışa yansır. Kibirli insan zamanla kendi sesinden hoşlanmamaya başlar ve bizi kendi sesini işitmekten alıkoyar. Bil ki içindeki kibre engel olmazsan kibir bizi kontrol etmeye başlıyor. Başkalarının kibirli sesine maruz kalırsan kendi iç sesin kirlenmesin diye duymayı azaltıyorsun. Dışarıyı duyman azaldıkça içeriyi duyman artıyor. Oysa içerisi kadar dışarıyı, dışarısı kadar içeriyi duymandır esas olan.

Sürekli eleştirilmen, hata yaptığının söylenmesi bizleri mutsuz ediyor. "Senden adam olmaz,", "Ne işe yarıyorsun ki?", "Seni doğuracağıma taş doğursaydım," gibi cümleler özellikle çocuk yaşlarda iltihaplanmamıza ve içeride yoğun ağrılara sebep oluyor. Bunları duymak kalbi acıtıyor, tepki vermek de bize düşüyor.

Çınlıyoruz Çünkü...

Çınlamalar ve ani duyu değişiklikleri de içten gelene kulak asmama çabalarının diğer sonucu... Kalpten gelenleri net alamadığın sürece sadece aklın somutluğunda kalıyorsun. Akıl, somut olanı gerçek kılma telaşı ile sesi bastırmak için içten duyulan çınlama yaratıyor. Aksi takdirde maazallah kalbin sesini falan duyar da egoyu hizaya getirirsin! Bu durumda sen çınlamayı hemen kabul ediyorsun da, "Bana ne anlatmak istiyor?" diye sormuyorsun. Bunun yerine, "Kim dedikodumu yapıyor?" ya da "Beni kim anıyor?" diyor, yine dışarıya yöneliyorsun.

Sen, "Ben Bilirim," Dedikçe Biz Duyamıyoruz

Yaş ilerledikçe katılık ve inatçılıktan gelen "ben bilirim" tavrına maruz kalmak duymamızı azaltıyor. Karşıt düşüncelere tahammülünün olmaması da görevimizi yavaş yavaş alıyor elimizden. Sürekli itaat bekleyip duymazsan kendini zamanla güçsüz hissediyor ve dışarıdaki itaatsizliği duymamak için bizi görevden ihraç ediyorsun.

İç Sesini Neden Reddettin?

İçsel sağırlığın nihai sonucu bizlerin tamamen işlevsiz kalması oluyor. İç sesi duyma mekanizmasının onarılması gerekiyor. İç ses neden reddedildi? Ruhun dışarıyı duymayı tamamen bırakmasının sebebi nedir? Bunlar araştırılmalı, çünkü iç sesi düzene koymak, söyledikleriyle başa çıkmak, akıl ile kalbin uyumuna yönelmek tüm beden ve yaşam için gerekli.

İki farklı iç ses var; ego ve öz. Öz kalpten sesleniyor; ego akıldan. Çizgi filmlerde iyi melek, kötü melek olarak sembolize ediliyorlar bilirsin... Egonun sesi duygusuzken, özün sesinde mutlak duygu hissediliyor. Sesler arasında ayırım yapabilmen zaman alabilir ama farkı anlayınca çok net ayırabileceksin. İşe, içteki sesleri dinleyerek başlaman gerek. Örneğin sağlıklı yaşam programı uygularken içten içe sürekli en sevdiğin tatlıyı hatırlatan egodur; onu yememen gerektiğini hatırlatan ise öz...

Sen en çok hangisini dinlersin?

Neden Vertigo Oldum?

Vertigo dengenin bozulduğunu gösteriyor. Sen ve diğerleri, duyduklarım ve duymak istediklerin, hayallerin ve gerçekler arasındaki titreşim uyumsuzluklarının sonucunu işaret ediyor. Denge fiziksel olarak bozuluyor, ayakta duramamak, baş dönmesi, tutunmaya ihtiyaç duymak gibi haller ortaya çıkıyor. "Ben denge ve uyumum," gibi cümleleri söylerken dengeyi bozan unsurları iyi tanımlamak ve düzenlemek gerekiyor. İç kulak kristallerinin yerinden oynaması olarak da ifade edilen bu durumun diğer sebebi sürekli şikâyet eden yakınlar... Hep aynı konudan aynı şekilde şikâyet eden ama çözüm için hiçbir şey yapmayan ve sunulan çözümlere de sürekli bahane bulan kişilerin varlığı bir zaman sonra kristallerin oynaması için uygun koşulları sağlıyor.

Sevgili Sahibimiz,

Esneklik bizim için önemlidir anlayacağın. Sözlerde esneklik, kalpte esneklik, bakışta esneklik kulaklara da bedenin her bölgesine olduğu gibi yeterlilik verecektir. Görevimizi bize iade etmenin en kolay yolu esnemenizdir.

Esnemek; duyduklarına tepki vermeden önce "Olabilir," demek, başka görüşlerin varlığını kabul etmektir. Dışarıdan duymak istediğin gibi konuşmaktır. Sen, seninle nasıl konuşulmasını dilersen hayatla ve diğerleriyle öyle konuş ki bizler de onu duyalım.

O zaman sözlerin gerçeğin olur, konuştuğun gibi yaşarsın. Kendin ve tüm dünya için iyi şeyler söylemeyi hatırla.

Bir de içinde olanlara kulak ver, kalbin ne diyor, sor ve dinle. Yoluna ışık olacak bilgiler sunmak için o hazır, bekliyor.

Kulakların

Şifa Kapısını Aralayanlar

Annesinin Eleştirileri Hem Kalbini Hem Kulağını Ağrıtıyordu

Orta yaşlarda, oldukça tahammülsüz danışanım, sağ kulağında sürekli tıkanma ve zaman zaman şiddetli ağrı yaşıyordu. Doktoru bu durumun kalıcı olabileceğini söylemiş ve tahammülsüz yapısını gördüğü için destek almasını salık vermiş. Bir tavsiye üzerine bana ulaştı. Sabırsızlığının yanında kendi de dâhil olmak üzere var olan her şeye tahammülsüzlüğü onu çok yoruyordu. Adım atmak onun için değildi, o ilk adımdan hemen son adıma uçmalıydı.

Çalışmalar devam ederken bir noktada annesinin ona çok küçük yaşlarından beri, "Çok huysuzsun, yapayalnız kalacaksın, huysuz bir yaşlı olarak huzurevinde öleceksin," gibi cümleler söylediğini duydum. Anne bunları yaklaşık kırk yıldır söylemeye devam ediyordu. Annesine yaşadığı herhangi bir sorundan bahsedemiyor, ağzını açtığı an, "Çok huysuzsun, yalnız kalacaksın," cevabını duyuyordu. Doğru olmasına doğruydu, danışanım yalnızdı. Bunları duyunca oturup birlikte sorguladık; küçük yaşlarından beri söylenen cümleler mi yalnız bırakmıştı onu yoksa annesi olacakları hissetmiş ve onu hazırlamak için mi söyleyedurmuştu? Her ikisi de mümkündü.

Annesi Aslında Onu Uyarıyordu

Ona, dünyaya gelmeden önce anne ve babalarımızla nasıl kontratlar yaptığımızı anlattım. Yaşama gelmeden önce Yaradan'a verdiğimiz sözü yerine getirmek için en uygun anne babaya geliyorduk ve bu ruhun seçimi, ilahi sistemin onayı ile gerçekleşiyordu. Aralarındaki kontratları okumaya başladık. Bu her zaman doğrudan cevap alabildiğimiz bir çalışma değildir ama bu sefer oldukça akıcı gidiyordu. Annesinin onun için uyarıda bulunduğunu öğrendik. Bu uyarı sisteminin içinde annesinin de ondan öğrenmesi gerekenler vardı. Kontrat okuma bittiğinde annesi ile arasındaki ilişkinin yeniden şekillenmesi gerektiğini gördük. Çok şaşkındı. Tüm hayatı boyunca negatif olarak gördüğü bir olayın arkasına bakmış, anlamını kavramıştı. İlk defa sakinleştiğini gördüm. Bu bilginin üzerine uyumalı ve duyduklarını sindirmeliydi. Ertesi gün gelmesini istedim.

Ertesi gün annesi ile arasındaki ilişkinin ritmini belirledik. Annesi ne dediğinde o ne demeliydi ki kontrat anlamını bulsun. Kulak ağrısı şikâyetinden buralara gelmiştik ama henüz kulak ağrısı üzerine hiç çalışmamıştık. Bir hafta sonra annesi kendiliğinden onu sevdiğini söylediğinde ilk defa hiç kalkmadan bir koltukta iki saat oturduğunu anlattı, üstelik keyifle... Ve zamanla fark ettik ki kulağı artık hiç ağrımıyordu.

Biliyordum ki kulağı annesinin sözlerine olan kızgınlığı ve geleceğe yüklediği "yalnızlık" anlamları nedeniyle ağrıyordu. Anne ile barıştı, hayata gelme amacı ile barıştı. Sonuç olarak kulak, "Yalnız kalacaksın," sözü yerine "sevgi"yi duymaya başlayınca asıl görevine, yani duymaya geri döndü.

Anne Baba Kavgası Ortakulağa İltihabı Getirdi

Küçük bir oğlumuz, annesinin kucağına yapışmış halde, biraz korku biraz da sıkılmış bakışlarla geldi. Babası da yanlarındaydı. Çok ama çok güzel bir bebek duruyordu karşımda. Biraz ateşi vardı. Sağ başparmağını emiyordu. Onu sevmeye çalıştığımda annesinin kolunun altına gömüldü. Uzun süredir ortakulak iltihabı yaşıyordu, sürekli antibiyotik veriyorlardı ve ailesi de kendisi de sıkılmıştı. Kulağını tutup ince ince ağlamaya başladı.

Şifa çalıştık ve ardından kulağındaki ağrıyı temsil ettik. Ağrının kaynağı aile içindeki tartışmaydı. Karıkoca önce birbirlerine, sonra yere baktılar. Hep birlikte öğrendik ki evde tartışma olduğu sürece oğlumuzun kulağı iyileşmeyecekti. Bu konuda biraz anneyi biraz da babayı dinledim. İkisi de mükemmeliyetçi, birbirlerinin yaptığını beğenmiyor ve sürekli tartışıyorlardı. Tüm günün yorgunluğu ve öfkesi de eklenince ses iyice yükseliyordu. Bu sırada bebek onların ilgisinden mahrum kalıyordu. Ortakulak iltihabı, onları dengeye çekme ve yalnızlık korkusunu yenme çabasının sonucuydu.

Evde tartışmaların kesilmesi yönünde anlaştık ama ikisi de durumla ilgili diğerini suçluyordu. Bu konuda çalışma almalarını tavsiye ettim. Bir hafta sonra yaptığımız görüşmede, haftayı tartışmasız geçirdiklerini ve kulak ağrısının bittiğini öğrendim. Bunun huzurlu bir şey olduğunu söylediler ama hâlâ birbirlerine batıyorlardı, her an eski hallerine dönebilirlerdi. Ayrı ayrı çalıştık ve mükemmeliyetçi olmaya duydukları ihtiyacı birlikte azalttık. Şimdi keyifle sohbet edebiliyorlar.

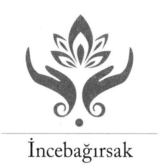

İncebağırsak

Deneyimlere Anlam Katıyorum

Bedenin ana prensibine göre, yaşanan her şey tıpkı besinler gibi işlem görüyor. Bedende her organ fayda-maliyet esasına göre kalacakları ve gidecekleri ayırıyor. Oysa hayatta fayda her zaman iyi görünenden gelmiyor. Negatif deneyimler de uzun vadede fayda sağlayabiliyor, geriye dönüp baktığımızda bize "İyi ki olmuş," dedirtiyor.

İşte bu ayırımı yapabilen incebağırsakta söz...

Ruhun mekânı olan fiziksel bedende besinleri ve duygusal olarak yaşadığın süreçleri, deneyimleri sindiren organım ben. Besinleri bileşenlerine ayırıyor ve özümsüyorum. Sen detaylara takılır, ayrıntıların içinde debelenip aşırı analitik düşünürsen hassas ve bitkin oluyorum. Gelecekte atacağın birden fazla adımı görmeye çalışırsan bil ki tedirgin olurum. Beğenmemek, aşırı eleştirmek, memnun olmamak da beni hastalığa götüren diğer durumlar... Aşırı analiz, eleştirme ve şikâyet hallerinin altında yetersizlik duygusu ve korkular barındırıyor olabilirsin. Yoksa insan durduk yere neden şikâyetçi olsun ki? En sık rastladığım korku ise yaşam ve uyumla ilgili olanlar... Var olmayı sindirmeye eğilmen beni mutlu ediyor. Hemen yüzünü buruşturup, "Bu da ne demek?" deme. "Var olmayı sindirmek!" Bu cümlenin içine girmeye çalış ve üzerine düşün lütfen.

İshal: Korkuların Seni Ele Geçiriyor

Bilincinle bağlantılı çalışıyorum. Sen bazen korkuyu bilinçle en verimli haline getiriyor, kurguları da korkuya ekleyip çığ etkisi yaratıyorsun. İşte o zaman hastalık ifadelerim başlıyor.

Bazen kendimi ishal ile ifade ediyorum. Elbette ishalin birden fazla sebebi olabiliyor. Ancak ilk ele alman gereken etkenin "korku" olduğunu bilmelisin. Korkunun seni ele geçirmesine izin verdiğinde ben görevimi yapmak yerine geleni işlemeden atmaya bakıyor, bilinçteki korkudan bu yolla kurtulmayı deniyorum. Bu tabloda aslında duyguya olan tavrın besine yansıyor. İshal su kaybetmen demektir, yani akışkanlığının azalmasıdır. Korku, darlık ve katılığa sebep olduğundan çözümü rahatlamak ve genişlemektir. Asıl bu sebeple ishalin ilacı bol sudur.

İçeride büyüyen korkular ve darlık hissi katı duygulara sebep oluyor. İncebağırsak da çözümü rahatlayıp genişleyerek buluyor. Ya da vücudun korkuya teslim olmasındansa geleni dışarı atıyor.

İyi bir haberim de var; ishalin diğer nedeni de bir süredir biriktirdiğin katı duyguların çözüme ulaşması ve bilinçle birlikte bedenden atılmasına izin vermendir. Bedenin katı duyguyu tutmak istemiyor ve hızlı boşaltıma yöneliyor. Ben de bu boşaltımın önemli noktalarından biriyim. Saz arkadaşlarımla güzel bir ritim sunmak istiyoruz. Bunun olup olmaması ise orkestra şefi olan sana bağlı...

İltihaplar: Gücünü Geri Kazan

Eleştiri ve yargılarla karşılaştığın fakat mücadele edemediğin zamanlarda ben iltihaplanıyorum. Senin bu durumla başa çıkmakta güçsüz kalman bende daha fazla güce yer açma çabası olarak anlam buluyor. Önce iltihaplanmaya, ardından genişlemeye başlıyorum. Bana kızma; sana fiziksel sıkıntılar yaşatarak aslında gerçek gücüne dönmeni sağlamaya çalışıyorum.

Düğümlenme: N'olursun Bir Adım At

Geleceğe adım atmakta tedirginlikler, aşırı analiz ve temkin iç dünya ile çatışıyor ve sonuç bende düğümlenme olarak kayıtlara geçiyor. Sen, "Yapmam gerekiyor ama nasıl yapacağımı bilmiyorum," diye kıvrandıkça, ben de işimi nasıl yapacağımı bilemez hale geliyorum. Sen kıvrandıkça, duruşun bozuldukça benim de duruşum bozuluyor. Böyle zamanda bir adım at, ne olduğunun önemi yok, yapılması gerektiğini düşündüğün ya da aklına gelen ilk adımı at ve başla. Yönünün ne olacağını planlamayı bırak. Başla... Gerisini bedeninin ve ruhunun bilgeliği ile yapacaksın, daha önceleri yaptığın gibi.

Şifa Kapısını Aralayanlar

Yenilik Korkusu İshale Dönüşüyordu

Hep küçük şehirlerde yaşamış tedirgin bir hanım bir haftalığına İstanbul'a gelmiş, fırsattan istifade kişisel yolculuğunda ilk adımı atmak istemişti. Sorunu, yeni bir şeylere başlayacağı her sefer ortaya çıkan uzun süreli ishallerdi. Çok az zamanımız vardı. Ona bedenle konuşmayı öğrettim. Her organın kendi kuralları olduğunu, sindirim sistemine ve ona yön veren zihnine, "Güvendeyiz, her şey yolunda," diyerek yeni bir yön vermenin kolaylıklarını anlattım. Organ Draması Çalışması ile bağırsakların ve sindirim sisteminin hangi duygu ve düşüncelere tepki verdiğini öğrendik. Yeniliklerin içinde kaybolup gideceği korkusunun onun hayatını nasıl olumsuz yönde etkilediğini birlikte gördük. Duyguyu, dramanın içinde yaşayarak dönüştürdü. Günlük hayatına incebağırsağı ile bağ kurma cümlelerini yerleştirerek üzerine düşeni yaptı. Kısa zamanda sorunundan kurtuldu.

Sevgili Sahibim,

Ben narin bir organım. Senin duygularından, korkularından, temkinli halinden çok çabuk etkileniyor ve sana sorun yaratmak zorunda kalıyorum. İşe öncelikle alınganlığı bırakmakla başlayabilirsin. Yargıları ve eleştirileri dinle; neden sana yöneltildiğini anlamaya çalış ve affederek sahiplerine iade et. Hatırla ki tüm sözler sahibine aittir. Hep ilk adımı düşün, yaşa ve yeniden ilk adımı düşün, yaşa. Hayat çok fazla değişkene sahip... Sen bir adım atıp ilerlediğinde birçok şey değişiyor olabilir. Planlara her zaman bağlı kalamazsın, hatta kalmamalısın. Benimle ilgili bir sorun yaşadığında tüm dikkatini bana ver, "Kolayca ilerliyorum," de, kendini ve beni ikna et. Tüm adımlarında birlikteyiz.

İncebağırsağın..

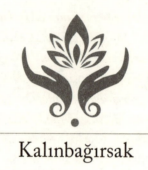

Kalınbağırsak

Geçmişe Olan Bağımlılığın Simgesiyim

Geçmişe ait duygularımızı en çok tutan organımızdır kalınbağırsak. Geçmişte yaşananlara, o olayların içinde var olan insanlara ve o zaman hissettiklerimize karşı katılaşıyorsak, kalınbağırsak da kalınlaşıyor ve bu katılık bizi kabızlığa götürüyor.

Geçmişin konularını "yaşayan" ve "yaşamayan" olarak ayırabiliriz. Yıllar önce başlayan ve hâlâ devam eden kilo sorunu, yaşayan bir geçmiş olarak omurgada ifade edilirken, on beş yıl önce eşimizin söylediği ve unutamadığımız söz yaşamayan geçmiş olarak kalınbağırsakta durmaya devam edebiliyor.

Bu açıdan kalınbağırsağın sağlık durumu, geçmişle ne kadar barışık olduğumuzu da gösteriyor. Son yıllarda hastalık ifadelerini daha sık duymaya başladığımız organımız bize kendini anlatmak istiyor:

●

Sindirim sırasında besinlerin ve elbette olayların faydalı kısımlarını alıp kalanları atıyorum. Bu rutin işlemde geçmişin negatif olaylarına olan bağımlılığın bende "kabızlık" olarak ifade buluyor. Acıyı, kederi sürekli aklınla yeniden işleterek ona tutunduğun zaman ben işlevimi yapamıyorum. Hele ki maddi konularda yaşadığın korkular seni sardığı zaman beni tam anlamıyla paralize ediyorsun. Sen korkuların nedeniyle parayı elinde tutmak istedikçe ve harcamaktan kaçındıkça ben de içimdeki posaları dışarı atamıyorum.

Acıyı, kederi sürekli yeniden işleyerek içinde ve aklında tutmak; hırslarına sarılıp daha fazla sahip olmak veya parasız kalmak korkusu kabızlık olarak kendini ifade ediyor.

Kabızlık: Seni Uyarıyorum

Hırslarına sarılıp daha fazla sahiplik istediğinde ve bu durum seni ele geçirdiğinde geçmişler olsun, benim için tatil başlıyor. Sıkıcı bir tatil olsa da sen bu duyguları bırakmadıkça işimin başına dönemiyorum. Sen tutmaya çalıştıkça ben şişiyorum. Şimdi ve gelecekte parasız kalma korkusu, biriktirme ihtiyacı hırsın besinidir, hatırla. Kabızlıkla ben aslında, kontrol edemediğin bu duygu ve durumlara karşı seni uyarıyorum. Her şey an'da fark edilir ve çözülür. Andaki çözümler geçmişi temizlerken, geleceği şimdiden onarır.

Ben bilinçdışıyla ilgiliyim. Bu nedenle en büyük hastalık olan farkındasızlık hallerin ve bilincinle çözüme ulaştıramadığın her şey bende birikiyor. Ürettiğin duygu ve düşünce birikimini çözene kadar tutmaya devam ediyorum. Kabızlıkla bilinçaltı korkularının ve birikimlerinin farkında olmana uğraşıyorum. Benim açımdan çözümü en güzel çağıran hastalıktır kabızlık...

Kolit: Hayatının İplerini Eline Al

Kolit, yani benim iltihaplanmam, kanlı ishal şeklinde başladığı için bu durum yaşamda kendini ifade edememen ve yaşama tutunamaman anlamına geliyor. "Eller ne der?" dediğinde, yaşamına başkalarının söylemlerinin yön vermesine izin verdiğinde bu yöntemi bolca kullanıp kendimi sana hatırlatıyorum. En hayati dinamiklerin olan kan ve suyu kaybediyorsun; yani yaşamın ve enerjin eksiliyor.

Ben kendimi kolit olarak ifade ediyorsam, yaşam sorumluluğunu almak, hayatın tüm iplerini başkalarının elinden alıp sahip çıkmak üzerine yoğunlaşmalısın. Kan yaşama sevinci ve isteği; su ise bunun için gerekli olan esnekliktir. Bedeninin bilgeliği için kana ve suya; yaşama ve enerjine sahip çıkılmalısın.

Sevgili Sahibim,

Kendim olarak çalışabilmem ve düzenimi koruyabilmem adına affetmeyi öğrenmenin çok yardımı olur. Geçmişi içinde olan ve olmayan her şey ve herkesle affederek beni rahatlatabilirsin. Para ile ilgili negatif kayıtlarının da icabına bakmalısın. Ben, onlar olmadan daha iyiyim. Hırsın bugüne kadar kime faydası olmuş ki sana olsun? Azimli ol ama hırslı olma. Bedende tuttuğun her türlü negatiflik beni katılaştırıyor. Tek kelime ile "salıvermeni" rica ediyorum. Onları bedeninde tutmanın tek faydası hastalık... İhtiyacın var mı?

Yaşamın yaşanılan "an"larında kalmaya bak. Tüm güzellikleri anda yaşayabilir, bana da yaşatabilirsin. Kendini bunlardan mahrum bırakma lütfen.

Kalınbağırsağın

Şifa Kapısını Aralayanlar

Parasızlığa da Kabızlığa da Aynı Anda Veda Etti

Para konusunda yaşadığı ciddi iniş çıkışların yanında yoğun kabızlık yaşayan danışanımla birkaç seans pek yol alamadık. Zihni, kaynağının para olmadığını, tüm illüzyonları içindeki değişim enerjisinin ürettiğini bir türlü kabul etmiyordu. Para olunca her şey hallolacaktı ona göre. Bir çalışmada para ona, "Sen, ben olmadan bir gün bile mutlu olsan, benim peşimden koşmayı bıraksan, sana geleceğim," dedi. Bu bilgiyi uygulaması konusunda onu çok zor ikna ettim. Hatta ben bile uğraşmaktan vazgeçme ve ona, "Böyle yaşama seçimlerine saygı duyuyorum," deme noktasına geldim. Evde çalışması için ona özel meditasyon kayıtları hazırlayıp verdim.

Her gün, "Olmuyor işte, ne yaparsam yapayım olmuyor," diyerek yeniden beni aramaya devam ediyordu.

Yine sabırla, "Olmuyor dedikçe olmamasını sağlıyorsun, lütfen oluyor de, birazcık da olsa olacağına inan," demeye devam ediyordum. Böyle epeyce zaman geçirdik.

Çözüm hastalıkla geldi.

Bir gün, "Çok kötüyüm," diye aradı beni. Hastalanmıştı. Sebebinin ne olduğu bilinmeyen bir çöküş yaşamış, bağışıklık sistemi yerle bir olmuştu. Sonradan kendisine kahkaha atarak itiraf ettiğim gibi çok sevindim, çünkü hiçbir şey düşünemeyecek haldeydi. Böylece birkaç gün yattı ve kalktığında neredeyse yenilenmişti. Boş bakıyordu o ayrı ama o inatçı kişiliği kalmamıştı. Hemen bu fırsattan yararlanıp inançlarını kırmak için üst üste çalışmalar yaptım. İlk çalışmadan bu yana geçen bir yıllık direnç, bedenin zekâsı ile iptal olmuştu. Sonuç harikaydı. Para sorunu ile kabızlık aynı anda ortadan kalktı. Elbette yaşanan gecikme için de kendini ayrıca affetti.

Ne Zaman Annesiyle Konuşsa Tuvalete Koşuyor

Çok sevdiğim bir danışanım (artık yakın arkadaşım) uzakta yaşayan kızıyla ilgili deneyimini paylaşınca kitaba almak gerektiğini düşündüm ve bu satırları hemen birlikte yazdık.

Arkadaşım ve kızı birkaç sene önce bireysel çalışma almışlardı. Arkadaşım eğitimlere devam etti. Kızı oldukça uzakta olduğu için onunla mesaimiz o kadar yoğun olamadı.

İyi okulları bitiren kızımız yaşamakta olduğu ülkede bir süre işsiz kaldı. Okul geçmişi o kadar iyiydi ki bu süreç bizi şaşırtmıştı. Bir yandan da hayat amacını hatırlayıp zamana ihtiyacı olduğunu düşünüyordum. Annesi ile internet ortamında yaptığı görüşmelerde iş ve para ile ilgili negatif düşünce ve duygularından bahsediyordu. Onun söylemlerini düzeltiyor ve duruma nasıl yaklaşması gerektiğini anlatıyorduk. İçinde bulunduğu durum kabızlığa sebep olmuştu. Sabırlıydı ve her şeyin iyiye gideceğini biliyordu ama söylenmekten kendini alamıyordu.

Muhtemel işi ile ilgili bir çalışma yaptık ve iki gün sonra seans sırasında çıkan her şeye uygun bir iş buldu. Çok sevindik. Orada bir süre çalıştı ve sonra yeni bir teklif alıp oldukça iyi başka bir işe geçti.

Şimdi ne zaman annesi ile konuşsa tuvalete gitme ihtiyacı duyuyor. Bu durum önce bize çok komik geldi. Ama yorumlamak da gerekiyordu. Anne ile aramızdaki ilişki para ile aramızdaki ilişkiyi belirler. Kızımız kendi habitatında para ile ilgili sorunları çözmüştü. Bu sırada muhakkak anne ile ilgili başka konular da kendiliğinden çözülmüştü. Boşaltım sistemi de parayla doğrudan bağlantılıdır. Anne ile her konuşmasında gelen tuvalete gitme ihtiyacı para ile ilgili tüm negatif kalıpların silindiğini gösteriyordu.

Şükürler olsun.

Apandisit

Negatif Süreçler Beni Zehirliyor

Karnın sağ alt bölümünde, kalınbağırsağın uzantısı olan organımızın besinler üzerinde herhangi bir işlevi yok. Onu tıkanma, patlama gibi hallerde oluşan acil ameliyat sahnelerinden tanıyoruz. Bunun dışında hayatımızda fiziksel bir fonksiyonu varsa da bilmiyoruz. Ancak onun varlığının, ruhsal amaçlarının ve hastalık ifadelerinin neyse ki farkındayız.

Bakalım o bunları bize nasıl anlatıyor?

Solucan şeklindeyim ve hareket kabiliyetine sahibim. Özellikle kalınbağırsaktaki negatif süreçlerden etkileniyorum. Beni ilgilendiren asıl konu, sürprizlere karşı verilen bilinçaltı ve ruhsal tepkileri ifade etmek. Kötü sürprizlerden korkan, "Ya başıma... gelirse," diye geleceğine hiç durmadan negatif ekim yapan kişilerde sorun çıkarıyorum. Yaşam birçok tehdit içeriyor ve bunları gözünde büyüten, onlarla ilgili kurgular yapan zihinlere meydan okumak istiyorum.

Yaşam sana sundukları ile ilgili tedirginliğini yükselttiğinde ben ağrı yaparak seni uyarıyorum. Çünkü ruhsal görevim sürprizler, para ve yaşama olan güvende zehir ürettiğini sorun yaratarak sana hatırlatmak... Beni ciddiye alman ameliyat ihtimalini ortadan kaldırabiliyor.

İltihaplanmam, patlamam acil ameliyat gerektirdiğinden narkozla zihni susturarak bir çeşit intikam alıyorum. İçimde zihnin hesaplanamaz tehditlere karşı ürettiği bütün zehri biriktiriyorum. İflas, hırsızlık, gasp gibi parayla bağlantılı olaylara yüksek korku ve anlam yüklendiğinde bu birikimin dozu daha da artıyor. Zehri taşıyamayacak duruma geldiğimde öyle bir patlıyorum ki, hızlı müdahale edilmezse yaşamı elinden alıyorum. Zira yaşamdan sonrası da senin için sürpriz...

Sevgili Sahibim,

Yaşam iyi ve kötü birçok sürprizle dolu... Sürprizlerin getirdiği öğretilerin tadını çıkarman ve yüklediğin yapay anlamlardansa gerçek anlamlarını özümsemen seni benim sorunlarımdan koruyacaktır.

Hatırla ki kurguların oldukça güçlü. Hep negatifi düşünerek negatif kişileri ve olayları yaşamına aslında bizzat sen alıyorsun. Özellikle paranı kaybetmek, iflas etmek, gasp edilmek, dolandırılmak gibi korkuların beni, seni uyarmak zorunda bırakıyor.

Beni duydun ve biliyorum ki anladın. Artık kurgularını yaşamak istediklerine odaklayarak bedende sağlıkla kalmamı sağlayabilirsin. Varlığımı hatırlamak zorunda değilsin ama her türlü sürprize karşı esnek olman ikimizin hayatını da kolaylaştıracaktır.

Apandisitin

Şifa Kapısını Aralayanlar

Babasının Ani Öfkesi Apandisitinde Birikmişti

Oğlu ilkokula giden danışanım bir akşamüstü ağlayarak aradı. Oğlunun o gün son derste apandisiti patlamış. Beni aradığında sekiz yaşındaki çocuk ameliyata girmek üzereydi ve doktorlar durumunun riskli olduğunu söylemişti.

Ameliyat bitti, çocuk sağlıkla okuluna döndükten sonra annesi ile bu konu üzerinde Organ Draması Çalışması yaptık. Babasının sonradan fark edilen şeker hastalığından dolayı yıllardır ani öfke patlamaları olduğunu ve çocuğun bu anlarda korku biriktirdiğini öğrendik. Baba sonradan çok üzülüyor ve özür diliyordu, ancak korku bir kere "her an her şey olabilir" negatif kodu ile apandisite yerleşmişti.

O yıl okula gelen müdür yardımcısı da sinirli bir kişiydi. Derslerin ortasında aniden kapıyı açıp öğretmene ya da öğrencilere yüksek sesle bir şeyler söyleyip gidiyordu. Ameliyata alındığı gün de aynı şey yaşanmıştı. Son derste sınıfa sert bir hamle ile giren müdür yardımcısı, öğretmene bağırmıştı. O sırada bu kötü sürpriz yükünü artık taşıyamayan apandisit patlamıştı. Dramada aldığımız bu bilgiyi önce çocuğumuzla paylaşıp teyit ettik. Sonra sadece annenin katıldığı çeşitli seanslarda işleyerek bedenden ve bilinçaltından tamamen sildik. Çocuğa DNA'sının apandisiti hâlâ orada bildiğini ve ruhsal görevini yapmaya devam etmesini sağlayabileceğimizi öğrettim. Hatta sürpriz kelimesinin karşılığını "Bilinçaltı Kütüphanesi Çalışması"nda yeniden yazdık. Anne ve babayla davranış şekilleri konusunda konuştuk. Şeker hastalığı olan baba ile ayrıca çalışmaya başladık.

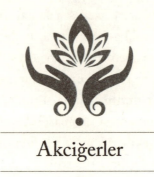

Akciğerler

Hayatla Alışverişin İfadesiyiz

İranlı bir şair şöyle der: *"Aldığım her nefes için şükürler olsun, canıma can katıyor. Verdiğim her nefes için şükürler olsun, canıma devam ediyor."*

Yaşamak ve öğrenmek için geldiğimiz dünyada verimli şekilde nefes alabilmek, amaçlarımıza ulaşmamıza yardımcı oluyor. Sevgi, neşe, şifa, coşku gibi duygularla içimize aldığımız her nefes canımıza can katıyor. İnsan için çok verimli olan bu alışverişin temelini güven oluşturuyor. Solunum şekli ise hayatla ilişkimizi ifade ediyor.

Solunum; almak ve vermek ile iki uçlu ama aslında tek bir eylem. Kendi içinde bir bütünlüğü ifade etse de bir anlamda kutupluluğu da barındırıyor. İki kapılı dünyanın ilk kapısı nefes almakla açılıyor, ikinci kapısı nefesi vermekle kapanıyor.

Doğadan temiz havayı almak ve doğaya içimizdeki kirliliği bırakmak şeklinde yapılmış bir anlaşmanın sonucu nefes alıp vermek. Nasıl ki hayat bize ait değil, biz hayata aitsek; nefes ve oksijen de bize ait değil, sadece kullanım hakkımız var. Nefes bizim içimizde değil, bizler nefesin içindeyiz. Nefes aynı zamanda ekolojik sistemin iletişim şekillerinden biri ve doğa ile iç içe olduğumuzu sürekli hatırlatıyor. Aynı atmosferde aynı havayı soluduğumuz diğer insanlarla aramızda kalıcı bir bağlantı olduğunu da en güzel nefes anlatıyor.

Akciğerlerimiz derin ve şifalı bir nefes alıyor ve anlatmaya başlıyorlar...

●

Cildinden sonra en geniş alana hitap eden, doğa ve yaşamla sürekli ilişki ve iletişim halinde olmanı sağlayan biziz. İçinde böyle bir bilgelik olduğundan haberin var mıydı? Her oksijen alışverişinde ortalama 70 $m^{2'}$lik bir alana hitap ediyoruz; hem içinde hem de dışında. Özü sevgi ve korku olmakla birlikte özgürlük, iletişim, ilişki, temas ve bağımlılıklar bizim ilgi alanımıza giriyor. Yaşamın doğal akışı ile ilgili tüm düşünce ve duygular bizde barınıyor ve tüm bunlarla ilgili farklı ifade şekillerimiz var.

Astım: Daralıyorsun, Daralıyoruz

Sen bir durum yaşıyorsun ve hissettiğin darlık bize nefessizlik ve alışverişte zorluk emri veriyor. Sen boğulacak gibi hissedince biz nefesi içimize alıp genişleyemiyoruz. Astım, dokunma ve ilişkiye karşı duyduğun direncin de ifadesi oluyor. Sen hayata direndikçe nefes alıp vermeye de direniyorsun.

Artık mevcut duruma boyun eğmeyeceğini, kabına sığmayacağını ve özgürlük alanı istediğini, ancak buna henüz cesaret edemediğini seni soluksuz bırakarak anlatmaya çalışıyoruz. Bir adım atmanın eşiğindesin ve o adımı bir atsan... Oh... Hep beraber rahatlayacağız. Bu adımı atamamanın temelinde karşılaşacağın durumlarla ilgili korkuların var. Seni kısıtlayan kişi ya da durumlara karşı duyduğun bağımlılıkla korkular birleşince soluksuz kalıyor, kısır döngülerin içinde debeleniyorsun. Özgürlüğe doğru atılan her adım tıpkı yarışı kazanmak üzere olan koşucunun son adımlarındaki nefesine benziyor; yoğun ve dolu...

Daraldığın ortamlarda nefesinin sıkışması, dışarıya çıkar çıkmaz bolca ve sıkça soluman boşuna mı? Geçmişi, seni mutsuz eden kişileri, ortamları geride bırakmak, özgür olmak istiyorsun. Lütfen kızgınlık, öfke, nefret, korku ve kırgınlıklardan da özgürleş.

Almak Yetmez, Vermelisin de

Astım halini yaşamaya başladığında aklında olan tek şey nefesi "almak". Nefesi zorla aldığın ve biz bu alışı sindiremediğimiz için vermemiz de zorlaşıyor. Sen farkına varmadan "alıp vermeme" çabasına giriyorsun ve o zaman kontrol bizden çıkıyor. Zorla aldığın nefesi tam olarak veremediğin için karbondioksit bedeninde kalıyor ve boğulma hissi gelip boğazına çöküyor. Kaygı ve hatta korku ile doluyorsun. Bu halin aslında küçük bir çocukken tamamlayamadığın, kendini yoksun hissettiğin sevgi, onay, kabul, saygı gibi duygularla gelen değerliliği içinde tutma çabası... Bu durumla birlikte fikir, bilgelik, para ve benzerini de içeride tutma çaban başlıyor.

> Çocukluktan başlayarak hissedilen sevgi yoksunluğu kabul görme ve onaylanma isteği, saygı gibi duygularla gelen değerliliği içinde tutma çabası astımı tetikliyor.

Çocuklukta "-mış gibi" bir sevginin altından kendini gösteren koşullarda ifademiz astım oluyor. Yetişkin gibi davranma zorunluluğu, fazla kural, baskı ve kısıtlılık bizi zor duruma sürüklüyor. Buna sebep olan ebeveyn ya da diğer otoritelerle yüzleşmekle ilgili korku da bizim için küçümsenemeyecek kadar kuvvetli. Eğer bugün astım sorunun varsa geçmişe gitmeni ve bu konuyu irdelemeni öneririz.

Gizlenen Kibirden Şişebiliriz

Astım bazen de güç sanılan kibrin ve önüne geçilemez hırsının ifadesi bizim için. Güç saydığın kibrinin önü kesilirse nefesinin de önü kesiliyor. Sen kibirden şişip çaresizlikle korku hissedince bizim içimizde de şişlikler ve kabarcıklar oluşuyor. Kibir bastırılırsa nefes alamamakla ilgili nöbetler yaşayabiliyoruz. Böyle bir halde şifamız "denge" oluyor. Yok saymak yerine kibrini kabul edip en azından kendine ifade etmen de bizi rahatlatır.

Grip: Hayata Bir Mola

Grip ve soğuk algınlığını birçok defa geçirmişsindir ve bilirsin ki içinde iltihap vardır. Olduğu bölgeye göre konusu çeşitlenmekle birlikte iltihap, çatışma anlamına geliyor. Yaşamla ilgili çatışmalar içerde belli, düzeye ulaşıyor, ancak çözüm bulunamazsa sonuç grip oluyor; yani yaşamdan mola alma isteğinin ifadesi. Bu isteğin halsizlikle tamamlanıyor. Grip sırasında boğazından ve burnundan çıkan sıvılarla bırakman gerekenleri bırakıyorsun. Şükürler olsun.

Neden Tiryaki Oldun Biliyor musun?

Sigaradan vazgeçemiyorsan bunun ardında kendini cezalandırmak istemen, doğaya güvensizliğin ve hayata karşı duyduğun korku yatıyor. Bugüne kadar yaptıkların ve yapmadıklarına atıfta bulunarak sürekli kendine kızıyor ve bir yandan, "Sigara kötüdür," derken, diğer yandan kötüyü bedenine alarak aslında kendini cezalandırıyorsun. Farkındaysan burada cezalandırma işlemini başka kimseye bırakmıyorsun.

Doğa bize sürekli bir şekilde temiz hava sunuyor. Bazı insanlar ise doğal süreçlere ve doğaya olan güvenlerini kaybettikleri için ondan aldıkları temiz havayı sigara ile kirleterek bilinçaltlarındaki doğaya meydan okuma ihtiyaçlarını ifade ediyorlar.

Sevgili Sahibimiz,

Bize darlık yaratan kişi, durum ve olaylardan uzak dur. Kabullenmekte zorlandığın şeylerin içinde durmak için ısrar etme. Bırakamadıklarını tanı ve onlarla vedalaş. Ruhsal, fiziksel, duygusal temaslara neden uzak olduğunu düşün ve mesafeyi azalt. Özgürlüğün tanımında derinleş ve harekete geç. Korkuyla yaşayacak kadar zamanımız yok, korkularını tanı, onları sev ve dönüştür.

Özünde çok güzel bir sevgi var ama daha fazlasına duyduğun çok büyük de bir özlem... Hayattan ya da almayı istediğin kişilerden aldığın sevgi yetmeyince nefesin de yetmiyor ve astım bir kriz olarak geliyor. Bunu çözmek için çocuklukta yetersiz sevgi verenleri affetmekle işe başlayabilirsin. İçinde biriken nice sevgisiz anıyı salıver gitsin. Ardından da kendini ve bizi sevgiye aç ki nefes ve yaşam rahatlasın.

Ohhhh...

Akciğerlerin...

Şifa Kapısını Aralayanlar

Annenin Endişesi Kızında Astımı Tetikliyordu

Henüz çalışmalara katılamayacak kadar küçük bir kızımızla annesi üzerinden çalışıyorduk. Küçük kız yoğun astım krizleri yaşıyordu ve ailesi çok endişeliydi. Öncelikle anneye endişenin, kızının şifasını nasıl zorlaştırdığını anlattık. Bildiğiniz gibi anne yaşamla eşittir, yani anne endişeli ise yaşamda "endişelenecek" bir şey mutlaka olur. Çocuk hastalıklarında öncelikle annenin sükûnetini ve anlayışını kazanmalıyız ki yol alabilelim. İlk iki seansı annenin endişelerine ayırdık, çünkü iğne ile kazdığımız kuyuyu kürekle dolduruyordu. Her çalışmada birçok olumsuz kayıt çıkıyor, neyse ki seanslar meyvelerini veriyordu. Anne, aileyi sakinleştirmeye başlamıştı.

Korkusu Bebeğine Akıyordu

Önemli bir sorunumuz vardı; anne ilk bebeğini doğumdan birkaç gün önce kaybetmiş ve uzun süren yasın içinde yeniden hamile kalmıştı. İkinci bir kayıptan çok korkuyordu. Bebeği koruma içgüdüsü kontrolden çıkan bir endişe ile birleşmiş ve dokuz ayı neredeyse korkuyla örülmüş bir depresyonla geçirmişti. Küçük kızı, başkası tarafından temsil edildiği bir çalışmada anne karnında geçirdiği zamana götürdük. Çok yoğun korku ve endişe olduğu gibi bebeğe akmıştı. Bunun tesadüfen olmadığını, hayat amaçlarımıza uygun ailelerle eşleştiğimizin detaylarını anneye anlattık. Suçluluktan uzaklaşması için ilerleyen günlerde başka seanslar yapmamız gerekti. Temsili çalışma anne gözetiminde sürerken, küçük kızın anne karnında geçen sürelerine dair detaylı bir temizlik yaptık. Yaklaşık üç saat süren ve içinde birçok bilinçaltı temizlik seansı kullandığımız bu çalışma sonucunda küçük kızın astım krizleri hafiflemeye başladı. Anneye, babaya ve çocukla ilgilenen diğer aile büyüklerine güzel kızımıza söylemeleri için çeşitli cümleler verdik. Davranış ve konuşma kalıplarında değişiklikler yaptık. Kızımız kısa zamanda cevap verdi. Astım azalarak bitme yoluna girdi. Ara sıra hâlâ tıkanmalar yaşıyor ama son iki yıldır hiç kriz yaşamadı. Ailenin çalışma sonuçlarına uyum sağlaması, süreci oldukça kolaylaştırdı.

Sevgi Tohumunu Bedene Tekrar Ektik

Sürekli bronşit yaşayan ve evlilik hayatı bu nedenle tehlikeye giren bir danışanım ilk randevusuna çok yorgun geldi. Kendi tabiri ile kronik bronşit yaşıyordu. İşyerinde sigara içilmiyordu ama dış kapıda içilen sigara bile onu rahatsız ediyordu. Elinde sürekli bir mendille geziyor, sigara dumanını içine çekmemek için ağzını, burnunu kapatıyordu. Çok zayıftı ve ailesi ona iyi beslenmediği için kızıyor, tüm sorunların yememesinden kaynaklandığını söylüyordu. İki yıllık evliydi ve eşinin ailesi, "Bu kadın çocuk doğuramaz, nereden buldun bunu?" diyerek onu aşağılıyordu. Karşımızda bir sorun yumağı vardı adeta.

Önce hastalığının nerede başladığını bulmalıydık ki yumağın içinden bir uç yakalayıp çözmeye başlayalım. Çalışmalar sırasında bazen hızlı bazen yavaş ilerlemeler alıyorduk. İlk çalışmadan sonra beden enerjisinin çok yükseldiğini söyledi ve uzun bir zaman da böyle devam etti. Ta ki kayınvalidesinin büyük aile toplantısında onu ağır bir şekilde küçümsediği ve eşinin de ona sahip çıkmadığı kara(!) güne kadar.

Dibe Vurmadan Çıkamayacaktı

O günün ardından çok ağır hasta oldu. Yaklaşık bir hafta yataktan çıkamadı ve o sırada eşi yemek, çamaşır ve ütü gibi temel ihtiyaçları karşılanmadığı için annesinin evine gitti. O bir haftayı evde hasta bir şekilde yalnız geçirdi. Ben bu süreçten çok mutluydum, çünkü zaman bana bazı insanların en dibi görmeden yukarıya çıkamadıklarını göstermişti. Danışanım için çok uygun bir dipti. Tespit ettiğimiz kodlamaların doğru olduğunu süreç kendiliğinden test ediyordu. Onunla sürekli konuştum, bu süreçten güçlü çıkacağını anlattım. Bir sabah aradı ve çalışma için hazır olduğunu söyledi. Çok kararlıydı. Anladım ki o gün hastalığın ve diğer olayların düğümünün çözülme günüydü.

Sevgiyi Kaybettiği Anı Hatırladı

Geldi ve üst üste çalışmalar yaptık. Dönem çalışmasında ondan daha güzel doğan kardeşinin doğumu ile hayatının değiştiğini fark etti. Ona esmer ve sıradan göründüğü için artık ürün gibi davranılmış, renkli gözlü ve beyaz tenli kardeşi ise el üstünde tutulmuştu. Sevginin o anlardan itibaren ellerinden kayışını ve bir daha hiç tutamayışını yaşayarak hatırladı. En büyük düğüm çözülmüştü. Ardından gelen birçok seansla "sevgisizlik" bilinçaltından temizlendi ve yerine kendini sevmek, kendi değerini bilmek gibi kavramlar konuldu. Kısa zamanda kendini topladı. Ağır bir süreçten geçmişti ama çok hızlı sıçradı. Eşi ile arasındaki durumu kendince yöntemlerle çözdü. Kayınvalidenin ruhsal amacı ve hayatına vermeye çalıştığı güzellik anlaşıldı. Hepsinden önemlisi; sevginin tohumu bedende çok hızla büyüyüp bir ormana dönüştü. Artık konumuz hastalık değil, yakın zamanda gelecek ikizlerimizle ilgilenmeye başladık.

Böbrekler

İlişkilerin İfadesiyiz

Çift organlarımızdan olan böbreklerin sağı ve solu birbirinden farklı alanlara hitap etse de "birlikte ilişkinin", "iletişimin", "birliğin" ve "beraberliğin" temsilciliğini yapıyorlar. Her böbrek ayrıca bedenin bulunduğu tarafı ile ilgili on altı dinamiğin ilişki ve iletişimini ifade ediyor. Şifa bu konulardaki dengenin sağlandığını gösterirken, hastalık ise ayrılık ve çatışma olduğuna işaret ediyor.

Onların da söyleyeceği çok şey var...

Biz böbrekleriz, ilişkilerin ifadesiyiz. Sen kendinle ve diğerleriyle içsel ve dışsal çatışma yaşadığında önce bizim tadımız kaçıyor. Kadın-erkek, anne-baba gibi kavramlara bakış açın ve bedeninde var olan eril-dişil enerjileri tanımlama şeklin bizi çok ilgilendiriyor. Bu kimliklere olan öfken arttıkça bizim şifamız da bozuluyor.

Her şeyle bir ilişkin var. Paraya anlamlar yüklüyorsun ve böylece ilişkinin seyrini belirliyorsun. Ya da işe, hayata, geleceğe, geçmişe... Benim ilişki anlayışım sadece canlılarla sınırlı değil. Düşündüğün, üzerine yorum yaptığın her şey benim ilgi alanıma giriyor aslında. Öncelikli olanlar beni daha çabuk etkileyebiliyor; aile bireyleri, partner gibi...

Ne Yalnızca Kadın Ne de Yalnızca Erkeksin

Hatırlatmak isteriz ki, iç çatışma kendini en yakın dış çevrede ifade ediyor. İçte eril-dişil çatışması varsa dışarıda mutlaka bir partner, anne-baba, otorite-özgürlük çatışması yaşanıyor. Teklik ve birlik bilinçlerinden uzaklaştığın her an bazı konularda ayrılık bilincine geçiyorsun. Sen eril ve dişil enerji ile teksin; ne yalnızca kadın ne de yalnızca erkeksin. Kabule ihtiyacın var. Erkek içinde var olan dişil enerjiyi kadınla, kadın da eril enerjisini erkekle birlikteliğinde anlamlandırıyor. Aşk da aynalama ve tamamlanmanın ifadelerinden biri değil mi?

İlişkilerde Kavga Eşittir Böbreklerde Yaşamsızlık

Bildiğin ama kabul etmediğin ya da bilmediğin ve çözmen gereken her ne varsa önce anne ve babanla, çözülmediyse partnerinle hayatına geliyor. Bu kural sadece olumsuzluklar için geçerli değil elbette. Ebeveynlerle anlayış ve çözüm ilişkisi kuranlar bu güzel durumu partnerlerinde de devam ettiriyor. Partner ilişkilerinde esas olan öğrenirken öğretmek, öğretirken öğrenmektir. Öğrenmek yerine ilişkiyi karmaşaya ve ayrılığa sürüklemen, kavga etmen bizim için oldukça yorucu... Her kavga bizi kendi içimizde bir cenin gibi kalmaya itiyor ve işlerimizi yapamaz hale getiriyor. İlişkilerde yaşanılan tüm itiş kakış ile bizim içimizde "yaşamsızlık" biriktiriyorsun.

Şifan Anlayış ve Esneklikte

Partner ilişkilerinde önce kendini anlamana, istediğin birlikteliğin anlamına odaklanmana ihtiyacımız var. Zihninin birlikteliğe endişe yüklemesi bizim çalışma prensiplerimizi bozuyor. Önce senin içinden başlayan ve hayata yayılan bir esneklik ve anlayış bizim için şifa demek. Kendine zıt olan kişileri hayatına çekip durma sebeplerinden birisi de bu. Bütünleşmek, çözmek, gelişmek için farklılıklara ihtiyacın var. Kendi içinde yaşayan diğerlerinin farkında olmadığın, onları yok saydığın veya bastırdığın için hayat sana kabulü dışarıdan gelenle öğretiyor, şükürler olsun.

Partner ilişkilerinde öğrenmek yerine ilişkiyi karmaşaya sürüklemek ve kavga etmek böbreği yoruyor. Zihnin o birlikteliğe endişe yüklemesi böbreğin çalışma prensiplerini bozuyor.

Her türlü ilişkide yaşadığın sıkıntılara sakince, "Öğrenmem gereken nedir?" bakış açısı ile yönelir, rehberliği görebilirsen ne mutlu bize! Hayatına aldığın hiç kimse tesadüfen orada değil. İlahi matematiğin mükemmel planı içindesin. Konu çözülünce etrafındaki insanların yerleşimi değişiyor. Tek ve bir olan kaynağa hizmet için yaşamda tekliği ve birliği gün yüzüne çıkarmaya ne dersin? Bizim için mutlak şifa budur. Fark etmene niyet ediyoruz.

Kendinden Uzaklaşma, Bizi Ayırma

Diğeri olmadan yaşayamaman da ciddi bir sorunun ifadesidir; kendi başına, teklikle var olamaman demektir. Kendinle güvende olamamak, diğerine yoğun ihtiyaç duymak ilişkide farklı bir kutupluluk getirir, lütfen farkına var. Ona olan fazla yakınlık kendinden ve gerçeğinden uzaklaşmana sebep olur. Kendinle kutuplaşman bizleri eşzamanlı çalışmaktan ayırır. Bizler tek yumurta ikizleri gibiyiz. İkimiz de aynı anda, aynı ritimle çalışmalıyız.

Kendi Sevgine Yönel ki Çalışabilelim

Sevgiyi tüm farklılıkların uyumunda birleştirip büyütmekten daha güzel ne olabilir? Kendi gerçeğinle bir olmanın sevgiye katkıları mükemmeldir. Sana; kaynakla, teklik ve birlikle uyumlanmak, kendi gerçeğine ve sevgine yönelmek yakışır.

Bildiğin gibi biz ayrıştırıcıyız; yararlı olanı bedende tutar, olmayanı atarız. Partnerine ya da çevrene karşı suçlamalarda bulunuyorsan biz artık zararlı olanı süzemez hale geliyoruz. Senin ifadelerine uyum sağlıyor ve her şeyi zararlı görmeye başlayabiliyoruz. Yaşamının ve seçimlerinin sorumluluğunu üstlenmediğin sürece konu bizi yormaya devam ediyor. Süreç yönetilemezse acı son; böbrek yetmezliği olarak anılan hale gelebiliriz.

İlişkiler, iletişim, temas, sevgi, anlayış, güç, güven ile ilgili sorunları çözemediğin sürece kullandığın bağımlılık maddeleri bizde birikmeye başlıyor. Sen duyguyu tutup bedenden atmayarak oyalanıyor, çözümden uzaklaşıyorsun. Biz de içimizde maddeyi tutuyor, duyguyu zamanla taş olarak somutlaştırıyoruz. Taşla ve sebep olduğu ağrı sızıyla sana, "Bırakman gerekenler var!" diye bağırıyoruz aslında. Böbrek taşını kolayca atmanın doktor tavsiyelerinden birisi zıplamaktır. Bunun ruhsal anlamı "yukarı doğru sıçra ve gerçeğini fark et"tir.

Sevgili Sahibimiz,

Dünya genelinde eril enerjinin temas ve iletişimi dişile göre daha az olduğundan erkek bedenlerdeki böbrekler daha fazla yoruluyor. Bir de kadın bedene sahip fakat eril enerjisi çok yüksek olanlar var ki onlar da bize aynı şekilde yükleniyor.

İnsan olmanın tüm iyiliğini ve güzelliğini kullanarak en içten duygularla kendine ve bize seslen: "Yaşam sorumluluğumu alıyorum. Hayatıma giren insanlardan öğreniyor, onlara öğretiyorum. Kendi birliğimi ve tekliğimi bütünlük esası ile kucaklıyorum. Ben var oluşun ifadesiyim. Kendimle barışıyorum. Seçimlerimle barışıyorum."

Böbreklerin..

Şifa Kapısını Aralayanlar

Çocukluktan Gelen Böbrek Taşı

Seneler önce sürekli böbrek taşı üreten bir danışanım oldu. Böylece böbreklere çevrildi bakış açım. Onları tanımaya ve anlamaya başladım. Bir yandan tedavilerine, diğer yandan seanslarımıza devam ediyordu. Derin Düşünce seansında ilkokul öncesi zamana gittik birden. Kardeşi yeni doğmuştu ve bir sıkıntı vardı. Ne olduğunu anlamıyordu. Evde herkes ağlıyor, anne perişan görünüyordu. Kardeş eve gelmiyor, anne her gün onun yanına gidiyordu. Uzun bir zaman sonra eve geldi ama herkes sadece onunla ilgileniyordu. Bu durum bir süre daha böyle devam etti. Öyle yalnız, öyle yalnızdı ki! Kimse ona bakmıyor, onunla ilgilenmiyordu. Çok kızgındı. İçten içe kalbi çok kırılmıştı. Bu ne olduğu belirsiz durumdan ve kardeşten nefret ediyordu. Bir zaman sonra durum düzeldi ama onun içi düzelmedi. Ara ara kardeşin sorunları yeniden gündeme geliyordu ve o yeniden unutuluyordu.

Umudu kestiği anlardan birinde böbreğinde bir sızı fark etti. Annesine söyledi, umursanmadı. Sızılar ağrıya dönüşmeye başladı ve umursanmayacak durumu geçti. Bütün aile onunla ilgilenmeye başladı. Biraz olsun kırgınlığı geçmişti. Teşhis böbrekte taş olduğu yönündeydi. Bu durum, ilgiden umudunu kestiği her seferinde tekrarlamaya başlayan bir ritüel olarak hayatında kayıtlandı.

Çalışmaya başladığımızda orta yaşa yakındı. Bu sorundan çok sıkılmıştı. Derin Düşünce seansımız yaklaşık dört saat sürdü, bittiğinde yorgun ama çok iyiydi. O çalışmadan sonra tedavilere de devam etti ve bir daha bu sorunu yaşamadı. Tedavi ya da seans, kahramanın kim olduğu önemli değil; bildiğim tek kahraman danışanın kendisidir. Benim için önemli olan artık kardeşini kabul etmiş ve seviyor olmasıydı.

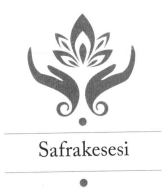

Safrakesesi

Bastırılan Enerjiler Yolumu Tıkıyor

İsmi ne sevimsiz değil mi? Safrakesesi... Aslında çok önemli görevleri ve ruhsal anlamları var. Ne yazık ki birçok bedende yok sayıldı ve cerrahi işlemlerle alındı. Şimdi varlığını kabul ederek anlatacaklarını dinlememizi istiyor.

Karaciğerde oluşan safranın toplandığı organım. Birinci konum güven. Kendini güvende hissetmediğin ve gidecek yer, yol bulamadığın zamanlar bende tıkanıklıklar oluşuyor. Sonucunda sindirim süreci zorlaşıyor. Gidememek, tıkanıp kalmak, çaresizlik, ne yapacağını bilememek gibi duyguların ifadesi bendeki tıkanıklıklar oluyor. Evrensel yasalar gereğince enerji akmak ve daireyi tamamlamak zorunda. Enerjinin akışı ve kendini tamamlama süreci engellenirse fiziksel tıkanıklığa enerji tıkanıklıkları da ekleniyor. Bunun süresi uzun olur ve çözüm yoluna gidilmezse enerji de katılaşmaya başlıyor. Bu durum artık taş oluşumu demektir.

Konularım güven ve yol bulmakla ilgili olmakla birlikte, içimdeki safra sıvısı şiddet eğilimi ve saldırganlık ihtiyacının da ifadesi anlamına geliyor. Bu bakışla, "İçimde oluşan taşlar içsel ve/veya dışsal katılaşmış saldırganlık ihtiyacıdır," diyebilirim. Şaşırma; saldırganlığın küçük bir düşünce şeklinden hayatın tamamına yayılabilecek kadar geniş bir makas aralığı var.

Sancılanıyorsam Sebebi Var

Kadınlarda daha fazla tıkanıyorum. Hele ki evli ve çocuklu kadınlarda diğerlerine oranla daha çok sorun yaratıyorum. Elbette bunun en az bir gerçek ve kuvvetli sebebi var.

Bastırılan, enerjilerinin ve yeteneklerinin ortaya çıkmasına engel olunan ya da kendi kendilerine engel olan evli ve çocuklu kadınlarda safrakesesi taşları daha çabuk oluşuyor.

Başkaları tarafından baskılanmalarına her zaman gerek yok. Evliliğin ve anne olmanın doğasını baskılayıcı bulan bilinçaltı kodlamaları da olabilir. Çıkışı, değişimi mümkün olmayan evliliklerin ve anneliklerin içinde olan bu kadınlarda çaresizlik hissi safrada birikimin taşlaşmasına sebep olabiliyor. Taşlar yüksek ağrı, acı ve sancı yapabiliyor. Bu anlar, benim içimde biriken, katılaşan duygu ve düşüncelerin kontrolsüz bir şekilde dışa akması için...

Bu sancılar söylenemeyenlerin ağızdan çıkıvermesi için güzel fırsatlar yaratıyor. Söz olarak değil, ses olarak da dışa akman iyi olur. Bağırmak, ağlamak, belki birisinin koluna sıkı sıkı yapışmak ya da bir kişiyi itmek gibi ifadeler de içerideki birikimini dışa atmanın yolları arasında. Ne zaman içindekini çıkarır, düşünsel ve duygusal engeli kaldırırsan bende enerji yeniden akmaya başlar. Aksi takdirde hastasındır.

Sevgili Sahibim,

Operasyonla içimdeki taşın ya da tamamen benim alınmam iyileşmen için tek başına yeterli olmaz. Bu tıkanıklığa sebep olan tüm duygu ve düşüncelerin de çözülmesi ve hayatına yeni yollar tanımlanması gerekir. Dünyada çözümsüz hiçbir sorun yoktur. Çözümü görmeye, yollar bulmaya ve kendimiz için o yollardan yürümeye niyet edelim. Beni de kendini de katılaştırmadan yolumuza devam edelim.

Safrakesen...

Şifa Kapısını Aralayanlar

İhanet, Güvensizlik ve Safra Taşı

Uzun zaman önce çalıştığım bir danışanım ağlayarak aradı ve, "Safrakesemde büyük bir taş varmış, çok ağrı yapıyor, yarın safrakesemi alacaklar. Ben bunları neden yaşadım?" diyordu.

Onu sakinleştirdim ve olanın hayrına odaklanmaya yönelttim. Durumu bir türlü kabul edemiyordu. Gece rahat bir uyku ve ertesi gün ameliyat için şifa çalışmam konusunda anlaştık. Ameliyatı iyi geçti. İyileşince geldi ve bu konunun üzerine çalıştık. O günlerde ne olduğunu sordum. Çok eskiye dayanan çok yakın –ki kardeşimden yakın derdi– arkadaşı tarafından maddi ve manevi aldatıldığını öğrenmiş. Aynı zamanda birlikte iş yaptığı bu arkadaşı ona karşı hırslanmış, ticari itibarı ile gizlice oynamış, hakkında yalanlar söylemiş. Son olarak da danışanımın ona aldığı, pahada ağır bir hediye ile birlikte ortadan kaybolmuştu. Bir gece sosyal medyada arkadaşının onun için yazdığı küfürlü yazıları da okuyunca ağrıları başlamıştı.

Güveninin Sarsıldığı İlk Ana Gittik

Safrakesesi güven sarsıldığı zaman hastalanan bir organdır. Hassastır. O taş kısa zaman içinde oluşmamıştı, ilk oluşma anına gittiğimizde ilk sevgilisinin onu terk ettiği zamanı bulduk. Güveninin layıkıyla sarsıldığı ilk an! Sevgili terk etmekle kalmamış, ardından kız kardeşine çıkma teklif etmişti. Uzun süre bu olayın etkisinden kurtulamamış, safrakesesi güven ritmi bozulduğu için onun yerine koyacak bir malzeme üretmeye başlamıştı; taş.

Bugün artık safrakesesi yoktu ama güven sorunu onun yerine başka bir organa kolayca yerleşebilirdi. Yeni bir hastalık yaşanmaması için seanslara başladık. "Yedi Beden Çalışması" ile tüm bedenlere ulaştık ve sorunu tüm bedenler nezdinde tek tek işledik. Henüz ortaya çıkan güven sorunu kökleri ve geleceğe etkileri ile birlikte farklı seanslarla temizlendi. Meditasyonlar yapıp cep telefonuna kaydettim ve sürekli dinlemesini tavsiye ettim.

Çok şükür kendisini oldukça iyi hissediyor. İşini ve ticari itibarını yeniden kazanmak için çok çaba sarf etti. Bir gün arayıp, "O olmadan bu işlerin altından kalkamam sanıyordum. Ona olan güvenim kendime olan güvenimi zedelemiş. Gittiği için teşekkür ediyorum. Olayın hayrını şimdi anladım," dedi. Sorun her düzeyde ortadan kalktı.

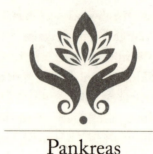

Pankreas

Sevgi ve Neşeyi Özümsüyorum

Besinlerden alınan şekerin bedene doğru salgılanması konusunda görev yapan ve bedende arkalara saklanarak neredeyse görülmeyen minik organımızın işlevleri oldukça büyük... Şeker deyip geçmeyin, önemini şeker hastaları oldukça iyi bilirler.

Bakalım bize neler anlatacak bu tatlı organımız...

Sindirimin ortağı, insülin krallığının başıyım. Doğru çalışmamı sağlayan ise senin içsel neşen oluyor. İnsülin üretiyor, sindirim için gereken enzimleri salgılıyorum. İnsülin üretme dengem bozulduğunda besinlerden şeker alınamıyor, idrarla birlikte dışarıya atılıyor. Burada şeker olarak tanımlanan aslında duygusal bedende var olan sevgi ve neşe... Yani ben görevimi yapamıyorsam sevgi ve neşe özümsenemiyor, bedende tutulmadan atılıyor demektir. Bu durum sevginin alışverişinde ve ifadesinde birçok tıkanıklık yaşandığına işaret ediyor. Tek çözümü ise sevgi... Bu cümleyi çok duydun ve belki de sıkıldın. Ancak tekrar etmekte fayda var: Bütün hastalıkların ilacı kendinden başlayarak sevgiyi alıp vermektir. Pankreas sorunlarının ise tamamen konusu budur. Sevgiyi neşeden de ayırmayalım tabii ki.

Sevgi ile ilgili yaşanmış olumsuz bir deneyim yüzünden sevgi duygusundan uzaklaşma hem pankreası hem mideyi sıkıntıya sokuyor.

Sevgi ile ilgili haksızlığa uğrama deneyimi ve kendini korumak için sevgiyi kısma ihtiyacı sadece beni değil, mideyi de sıkıntıya sokuyor. Ben sadece ilk sinyali veriyorum.

Kendine acımak, yaşamın acılarına ve zorluklarına kapılıp giderken robotlaşmak, çıkışı olmayan yollara daha çok inanmak... Evrensel sistemin sunduklarını reddetmek için ne çok bahanen var. İnandığın yetmiyor, bir de etrafını inandırıyorsun. Oysa sevgiyi yaşatmamak için verdiğin çaba ile yepyeni evrenler üretebilirdin. Değil bu dünya, dünyalar yenilenirdi.

Neden İnsülin Direncim; Tip 1/Tip 2 Diyabetim Var?

Bunlar, sevgi ve neşe alışverişine olan farkındalık dışı direncin şiddetine göre oluşan hastalıklardır. Kişi, annesinin kendisini sevmediğine kesin olarak inanıyorsa insülin direnci kendini gösterir. Yaşam, aile ve insanlar tarafından sevgiyle kucaklanmadığını düşünmek Tip 1 diyabeti, buna kesin olarak inanmak Tip 2 diyabeti getirir. Tip 1 diyabette ve insülin direncinde iyileşme sağlayabiliyoruz.

İnsülin ile ilgili bir hastalığınız varsa "Şekerim,", "Şeker hastalığım," gibi ifadelerle ona sahip çıkmayın. "Şekerim yükseldi," yerine "Bedenimdeki şeker dengesi değişti," gibi ifadeler kullanın. Şeker kelimesi çok sevimlidir fakat bir hastalık ifadesi için değil. Bu tür hastalıklarınız varsa bedeniniz kendinizi sevmenizin gerekliliğini anlatıyordur. Bolca sevin bedeninizi, hatalarınızı, geçmişinizi ve henüz olmamış olayları... Ve etrafınızda insülin dengesi sağlıklı olmayanlar varsa onları da bol bol neşeyle sevin. En güzel ilaç neşeli sevgidir.

Sevgili Sahibim,

"Ne olsaydım kendimi severdim? Kendimi sevmek için neyi görmeye, bilmeye, duymaya ihtiyacım var?" gibi sorularla sevgiyi kendi içinde bulmaya başlayabilirsin. Evcil hayvan bakmak, çocuklarla iletişimde olmak, bitkilerle uğraşmak sevgi ve neşeyi çoğaltman için bana yardımcı olabilir. Hayata neşe, coşku ve yeni soluklar katacak insanlar beni onarman için en büyük destekçindir.

Anda olamamak, şimdinin içindeki hazlarla birlik içinde kalamamak da benim düzenimi bozan unsurlar... Şimdide olmak yerine geçmişin acısı ve geleceğin kaygısıyla var olmak dengemi değiştiriyor. Haz, keyif, neşe, sevgi insanı insan yapan duygulardır. "İnsan ol"mamak konusunda ısrar mı ediyorsun yoksa?

Pankreasın

Şifa Kapısını Aralayanlar

Ders Sorununun Altından Diyabet Çıktı

Ders çalışma sorunu nedeniyle gelen öğrenci danışanımızla on iki yaşını geçtiği için bire bir çalışmaya başladık. (On iki yaş altında genellikle anne ile çalışıyoruz. Çocuğun ve annenin reaksiyonlarına göre yaş barajımız değişebiliyor.) "Odaklanamıyorum," diyordu. Öncelikle kavramların aramızda aynı anlamlara ulaşması gerekiyordu ki ileride, "Ben aslında şöyle demek istemiştim," gibi iletişim sorunları yaşamayalım. Bu nedenle "odaklanma"nın ne demek olduğunu onun gözüyle anlamam gerekiyordu. "Sürekli bir şeyler atıştırmak istiyorum, dersin başına oturunca hep aklıma yemek yemek geliyor. Çeşitli yiyecekleri düşünüyorum, atıştırmaya başlayınca da sonu gelmiyor," diye tanımladı. Şaşırdım, çünkü odaklanmak benim için bu demek değildi. Bunun altında birçok sağlık sorunu olabileceğini düşündüm. Aklıma ilk gelen de pankreas oldu. Kendi yöntemlerimle birkaç kez pankreasın frekansını ölçtüm ve karmaşık bir frekansla karşılaştım. Ailesiyle paylaştım. Tahlillerin sonucunda bir diyabet sorunu çıktı. Sorun gerçek ifadesine kavuşunca işimiz kolaylaştı. Başka sularda amaçsız kürek çekmek yerine denize açılacaktık.

Diyabet konusunda destek almaya başladılar. Şeker dengesi sağlanınca odaklanma sorunu büyük oranda ortadan kalktı. Bana düşen pankreas ile iletişime geçmek ve genç danışanıma sağlığı ile ilgili destek olmaktı. Pankreası ile çeşitli yöntemlerle iletişime geçtik. Buradaki sorunun, kendisini beğenmemek ve alınganlıktan kaynaklandığını öğrendi. Kendisini sevmek ve dışarıya karşı gösterdiği hassasiyeti pozitife çevirip içeride işletmesi üzerine çalışmalarımız devam ediyor.

İyileşmeye İnanmıyor, Hastalıklarını Seviyorlardı

Diyabet hastalarından oluşan bir grup ile özel bir çalışma yapıyorduk. Çember Çalışması, gruplarda oldukça etkili bir tespit ve çözüm seansıdır. Çalışmanın sonunda odadaki on kişiden de aynı sonucun çıkması tesadüf müydü? Gruptaki herkes sağlıklı olacaklarına olan inancı en dışa, hastalığı merkeze almıştı. Çalışmanın sonunda kâğıtlar açılınca herkesin ortalama aynı şekilde çemberlerini tasarladığı ortaya çıktı. Grupta ortak bilinç; iyileşmenin imkânsız olacağı ve ne yazık ki getirdiği ikincil kazançlardan dolayı hastalığı sevmekti, yani vazgeçmemekti.. Bir gün içinde üst üste yaptığımız birçok çalışma ve sağladığımız farkındalık ile şeker ölçümlerinde daha stabil kaldıklarını öğrendim.

Cilt

İçindekini Dışına Yansıtıyorum

Bedenimizde en geniş yer kaplayan organımızdır cildimiz... Farklı işlevler yürütüyor, içteki hastalık ve sorunları ifade etme görevini kendine has yöntemlerle üstleniyor. Dış dünya ile temasımızı sağlayan bu koruyucu organımız bize içini dökmek istiyor:

Beni dikkatli takip edersen bedeninin içinde olanları gayet iyi anlayabilirsin. Senin kendini savunabilme yeteneğin benim varlığımdan geliyor. Önce ben bedeni sarıp sarmalıyor, sınırları belirliyor ve seni koruyorum, sonra da sen kendini... Hemen üstümde var olan ve çıplak gözle görülmeyen (bazılarınız görebiliyor) enerji beden de korunma işlevimin destekçilerinden biri...

İletişim ve ilişkilerle olan mesafeni de ben ifade ediyorum. İnsanların sana dokunmasını istemediğinde terliyor, döküntüler ve kaşıntılar üretiyorum. Sen mesafeyi kaldırdığın zaman ben de bu tatsız tepkileri ortadan kaldırıyorum.

Farklı şekilde solunum yapıyorum. Akciğer gibi olmasa da gözeneklerim yardımıyla dışarıyı içeriye alıyorum. Sen düşünce ve duygularla kendini dışarıya kapattığın zaman ben de gözeneklerimi kapatmak zorunda kalıyorum; rengim matlaşıyor, alışveriş kesildiği için ısıyı dengelemek zorlaşıyor. Oysa bu solunum dengesi ikimiz için de önemli.

Bazen haddimi aşıp diğer organlarından rol çalıyorum. Örneğin karaciğerinin kabına sığmayan öfkesini üstleniyor ve bunu minik yaralar, döküntüler, kızarıklıklar olarak ifade ediyorum.

İç ve dış arasında köprü görevi görüyor. Her organ ve bölge sorun ifadesini cilt aracılığıyla gösteriyor.

Organlarla olan ilişkim karşılıklı... Üzerimde her iç organın ve bölgenin temsil edildiği alanlar var. Her organ ve bölge kendisindeki sorun ifadesini benim aracılığımla görünür kılıyor. Dışarıdan gelen hasarlarda ise hasar alan yerin ilgili olduğu organa ve bölgeye tarafımca bilgisi aktarılıyor. İç ve dış arasındaki köprüyüm. Örneğin, sağ el işaretparmağının başparmağa bakan yanını kestiğin zaman kalınbağırsağa "hasar" bilgisini aktarıyorum. Ya da sen herhangi bir yaşta değerini sorgular ve kendine güvenmezsen ben bu durumu belki de sivilce olarak ifade ediyorum. İfadelerimde sivilceyi kullandığım daha pek çok sebep var. Fazla öfkelendiğinde, karaciğer öfke ile çok yorulduğunda ona destek oluyor, çeşitli bölgelerimde minik yaralar, renk değişimleri gibi dikkat çekici eylemlerde bulunuyorum. Sana, "Öfke konusunu hallet, karaciğerin ve ben yorulduk," demek istiyorum.

Ben Senin Aynanım

Aynaya bakınca önce beni görüyorsun. Aslında ben de, sadece iç organlarının ve vücut bölgelerinin durumunu değil, tüm ruhsal sürecini yansıtan bir aynayım. Sen mutluyken ben pırıl pırılım, üzgünsen matlaşıyorum.

Kendini tanımak istiyorsan beni tanımalısın; beni bilmek kendini bilmektir. Beni nasıl tanımlarsan işte sen de öylesin. Benim için "cansız" diyorsan ruhsal bağlantın az demektir. Sen, asıl "can" olan özden beslenmiyor, onunla bağlantı kurmuyorsundur. Avuç içlerin terliyorsa insanlara dokunmaktan nasıl kaçındığını fark et. Kendinle barışmak benimle barışmaktır ve bunu yaparsan dile benden ne dilersen.

Egzama: Mutsuzum

Ruhun tatminsiz ve sen yaşamından hoşnut değilken bana düşen, bazı bölgeleri egzama haline dönüştürmek oluyor. "Hayat bu mu?" diyorsan ve yaşam şeklinden mutsuzsan iş bana düşüyor. Ruhsal tatminsizlik, yaşamadığını hissetmek, gerçeğin ne olduğunu anlayamamak benim bozulmam için yeterli...

Bu duygu karmaşalarının içinde hapsolman ve çözümü bulamaman beni tahrip ediyor. Egzama ifadesi ile bildiğin yolların yetersiz olduğunu, çözüm arayışına girmen ve başka şekilde düşünerek hareket etmen gerektiğini anlatıyorum sana.

Sivilce: Cinsellikten Utanıyorum

Cinselliğin ve cinsiyetin gereklerinin ayıp, günah ve yasaklarla tanımlandığı coğrafi bölge insanlarını tercih ediyorum. Bedenler büyüyüp, hormonlar devreye girince cinsellik fark edilmeye başlanıyor ya, işte o dönemlerde DNA ve bilinçaltı kayıtların hemen yüzeye çıkıyor. Bu durumda ben, cinsel istekten duyulan utancın ifadesi olarak özellikle de yüzünde sivilceler ortaya çıkarıyorum. Benim için de eğlenceli olmayan bir kısır döngü başlıyor; cinsel istekten duyulan utanç, sivilceden duyulan utanca dönüşüyor. Cezalandırılma korkusu sivilceleri sürekli yüzde tutmamı sağlayan etkenlerin en önemlisi. Cinsel istekle yüzleşmek, barışmak ve cinselliği deneyimlemek beni bu kısır döngüyü bırakmaya ikna edecektir.

Mutsuzluk, yaşamdan kopukluk; ayıp, günah ve yasak düşüncesi, korkular gibi duygular kendini ciltte sorun olarak ifade ediyor.

Ayrıca yüz yüze görüştüğün kişilere karşı düşünce ve duygularını ifade edemediğinde kendimce seni ifade etmek için de sivilceleri kullanabiliyorum.

Döküntülü Hastalık: Büyümekten Korkuyorum

Minik bedenlerin kendilerinden büyük korkuları var. En çok da büyümekten korkuyorlar. Anne ve babaları büyümeyi teşvik ettikçe minikler korkuyu büyütüyorlar. Barajı aşan korku bende kırmızı alarmların çalmasına sebep oluyor; kızamık, kızamıkçık, kızıl gibi ateşli hastalıkları seçiyorum. Bu güzel çocuklar sevgi ile desteklenmeye ihtiyaç duyuyor. Büyümelerinin yollarını açmak, güzelliğini anlatmak ve miniklerin kendini güvende hissetmesini sağlamak ana babalara düşüyor.

Dişi kimliği, kadınlığı ve anneliği kabul edememiş fakat bu kimliklerin gereklerini zorlanarak ve yetersizlik gibi duygularla yerine getirmeye çalışan kadınlarda da çeşitli şekillerde kendimi ifade ediyorum. Aynı şekilde eril kimliği, erkekliği ve babalığı kabul edemeyen ve gereklerini yerine getirirken zorlanan erkeklerde de aynı durum geçerli... Bu durumları ifade yöntemlerim kızarıklıklar, döküntüler ve cinsel bölgede yaşanan çeşitli deri rahatsızlıkları oluyor.

Bebeklerde Renk Değişimi: Sev Beni

Yeterince dokunulmayan bebeklerde sevginin azlığını ifade etmek için çeşitli lekelere başvurabiliyorum. Bebeğin sevgi ve dokunulma talebi karşılanınca ben kendiliğimden rengimi tekrar sağlıklı hale getiriyorum. Yeter ki beni, yani bebeğin içindeki çağrıyı duyun.

Sedef: İncinmekten Korkuyorum

Duygusal yaralanmaya açık ve bunun farkında olarak kendini koruma ihtiyacı duyan insanlarda içsel ihtiyacı duyurma şeklim sedef oluyor. Buna kısaca "incinme korkusu" diyebilirim. Sedefin şekline bakarsan üzerimde ek bir kabuk gibidir. Bu yeni katman daha fazla korunma anlamına geliyor ve senin içindeki korku büyüdükçe dışarıdaki kabuğu büyütüyorum. Korkunun farkına varmak ve usulünce üstesinden gelmek beni rahatlatıyor ve bu ifadeyi bırakıyorum. Ancak incinme korkusu ve korunma ihtiyacı ile bu kabuğun altında saklanan kişi bir yandan da itildiğini düşünüyor. Böyle bir durumda ne yazık ki hastalığın şiddetini artırıyorum. Tek ihtiyacım olan ise şefkatli bir güvenin varlığına olan inanç ve farkındalık...

Sevgili güzel sahibim, bil ve hatırla ki incinen bedenlerdir, ruhun öyle yüce ki incinmesi söz konusu olamaz. Ruhundan yardım almayı kabul ederek ve bu korkuyla profesyonel bir şekilde yüzleşerek çok kolay çözümler bulabilirsin. Eğer sen değil de karışlaştığın bir başkası sedef hastası ise ona şefkatli davran ve güvenini kazanmak için sabra ihtiyacınız olduğunu bil.

Kaşıntı: Kazı ve Altta Yatanı Bul

Kaşınarak huzursuzluğa dikkat çekmek istiyorum. İsteklerinin karşılanmamasının içeride yarattığı huzursuzluk benim kolayca kaşınmama neden oluyor. Cinsel arzuların karşılanamaması da aynı sonuca yol açabiliyor, çünkü baskılanmış arzular ciltte kaşıntı olarak ifade ediliyor. Hele ki kaşıntılar yoğunlaşıp sen cildini yolma noktasına geldiğinde mesajım çok net: "Konuyla daha derinden ilgilen, kazı ve altta yatanı bul."

Kendimi ifade etme şeklim ve bunun ortaya çıktığı bölgelere göre farklı anlamlara ulaşabilirsin. Örneğin el kaşıntısında baskılananın bir şiddet arzusu veya saklanan bir suç olduğu düşünülebilir. Cinsel organ kaşıntısında, partnere yoğun bir kızgınlık ya da baskılanan bir cinsel istek akla gelebilir. Gece yatmadan önce genel bir kaşıntı var ise rüyalarla yüzleşme korkusu ya da uykunun güvensizliği ile ilgili korkuların yüzeye çıkması mümkün.

Renk ve Doku: Hazmedemiyorum

İnsan çözümlerle doğar fakat sorunlara teslim olur. İçi ve dışı gören bir organ olarak bunu şaşkınlıkla karşılıyorum her bedende. Olmasını istediklerin ile yaşamakta olduklarının arasındaki farkı hazmetmekte zorlandığında iş bana düşüyor; renkte ve dokuda sorunlar yaratmaya başlıyorum. Örneğin, ilişkilerle ilgili sorunları çözemeyen ve böbrekleri yetmezlikle boğuşan kişilerde rengim artmak ya da azalmak suretiyle değişiyor, dokum bozuluyor. Yaşamda olagelenleri anlayamamak, hayatın içindeki karmaşanın karşısında kendini çaresiz hissetmek seni kansızlığa doğru iterken bende de solgunluk, renksizlik gelişiyor. "Koş, içinin istediği gibi koş ve olmasını istediğini yaşa!" demek istiyorum aslında. Duyana şükürler olsun.

Sevgili Sahibim,

Beni tanıyarak kendini tanıyabilirsin. İçeride olan sorunu anlamak için bana bakman yeterli. Ben sana içeride olup biteni en kolay şekilde anlatırım, kulağını gözünü üstümden eksik etme. İşaretlerimi takip ederek hangi organ ne durumda anlayabilirsin. Cinsel kimliğin ve arzularınla barışmanın yollarını bulmanı rica ediyorum. Bu konu ikimiz için de çok hassas. Kendini, hayatı ve diğerlerini olduğu gibi kabul etme konusuna eğitmen gerekiyor. Reddetmen bana hiç yaramıyor.

Dışarıya senin nasıl olduğunu anlattığımı da hatırlamanı istiyorum. İfadem tüm dünyaya açık ve görünür... İyi görünmek mi istiyorsun? O halde birlikte çalışmalıyız.

Lütfen estetik kaygılar ile ameliyat olma... Benim her bir santimim bir organla ilişkili ve bu şekilde gerçekleşen operasyonlar, içte organları düşündüğünden daha fazla etkiliyor. Her nasılsan kendini öylece sevmenin bir yolunu bulmanı isterim. Sev, bolca ve keyifle kendini sev.

Cildin...

Şifa Kapısını Aralayanlar

Okul Gezisinde Zona Sürprizi

Eşi yurtdışında çalıştığı için sürekli seyahat eden danışanım okul aile birliği tarafından düzenlenen bir tura katılmıştı. Tura katıldığını beni arayıp, "İmdatttttt!" diye bağırdığı zaman öğrendim. Kendisi de hekim olan danışanım, "Zona oldum, bana yardım et," dedi. Çalışma için izin istedim ve asistanımın onu temsil ettiği bir çalışmada sorunun kaynağını öğrendim. Hemen şifa çalışmaya başladım. Ona söylemesi gereken cümleleri ilettim. Sorun etrafındaki insanların bitmek bilmeyen şikâyetleriydi ve kendisini ortama ait hissetmiyordu. Duruma uygun cümleleri zona olarak tepki veren bölgeye odaklanıp söyledi. Ertesi gün her şey yolundaydı. Şükürler olsun.

Hastalığı Çekiyor, Sağlığı İtiyordu

"Dünyanın bu kadar kötü olmasını anlayamıyorum, insanların kötülüğe böylece bırakılmasını anlamıyorum," derken ağlıyor, kötülükle başa çıkamayacak kadar güçsüz olduğunu anlatıyordu. Bütün bedenine yayılmış sedeflerdi konumuz. Bu aşırı duygusal ve çekingen tavrın sedef hastalığının sebebi olduğunu anlattığımda daha fazla ağlamaya başladı. "Ben kötülükten kaçtıkça daha da üzerime geliyor, bak kötülük bana neler yapmış?" diyordu. Aslında kimsenin bir şey yaptığı yoktu. Ona şifa çalışıp seansı tamamladım. Tekrar geldiğinde kaşıntılarının azaldığını, şifanın iyi geldiğini, iyiliğin varlığına inanmaya ihtiyacı olduğunu söyledi.

Önce evrenin Zıtlıklar ve Saygı Yasalarını anlattım. Tabii ki bu yasaları ve gereklerini kabul etmedi. Yüzü yine düşmüştü. Allah kötülüğü bile bile yaratmıştı, fakirliği ve hastalığı da öyle. "Bunu anlamak ve kabul etmek oldukça zor, bizi neden sevmiyor acaba?" diyordu iç çekerek. Bunca duanın nereye gittiğini merak ediyordu. Ona dua etmenin sistemini anlattım ve doğru duanın açtığı kapılardan örnekler sundum. Günlük hayatında kullanabileceği bir dua çalışması verdim. "Olabilir," dedi ve ayrıldık.

Çeşitli sebeplerden dolayı üç hafta görüşemedik. Randevu vakti geldiğinde bu süre içinde hayatını zorlayan olaylar olduğunu, yeni dua yöntemi ile üstesinden geldiğini ve çok rahatladığını anlattı. Dünyaya bakış açısının değiştiğini ve sedeflerinde gözle görülen azalmalar olduğunu da söyledi. Çok mutluydu ve bana aldığı hediyeyi verirken, "İyiliğin var olduğunu ve gücümü hatırladım, teşekkür ediyorum," diyordu. Çekim ve bence daha da önemli olan İtim Yasaları'nı anlattım. Çünkü bana aldığı hediyeyi önceki gün bir vitrinde görmüştüm ve vaktim olmadığı için durup alamamıştım. Bu hediyenin bana nasıl geldiğini, hayatımıza insanları ve olayları nasıl çektiğimizi, daha da önemlisi nasıl ittiğimizi anlattım. Sağlığını itmiş ve hastalığı çekim alanına almıştı. Şimdi ise hastalığı itip sağlığı alıyordu. Yaklaşık altı ayın sonunda gayet güzel görünen bir cilde sahipti. Olanlara saygı duymayı ve kendine saygı göstermeyi öğrenmişti.

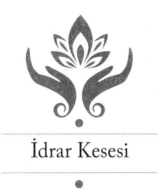

İdrar Kesesi

Serbest Bırakmanın Aracısıyım

Günlük akışın içinde hemen "gelip geçen duygular" idrar kesesinin konusunu oluşturuyor. Her gün birçok duygu hissediyor, ancak genellikle %80'inin farkında olmuyoruz. Kızgınlık, öfke, nefret, coşku ve sevinç gibi duygular çok çabuk yukarı çıkarken diğerlerini bastırıyor. Biz duyguların şemsiye halini görüp ona bir renk veriyoruz. Sevinç ise pembe, öfke ise siyah oluyoruz, bazen gün boyu öyle kalıyoruz. Fakat o şemsiyenin altında milyarlarca duygu dönüp duruyor. Yediğimiz yemekten haz almak, bir koku alıp tiksinmek, bir içeceği ilk defa deneyip çok sevmek gibi beş duyu ile birlikte gelişen milyonlarca duygu idrar kesesinin konusu ve küçük küçük orada birikiyorlar. Böbreklerin de ana konularından biri ilişkiler ve dolayısıyla her şeyle olan ilişkimizden süzülenler idrar kesesinde toplanıyor. Hacmi küçük olsa da yükü aslında çok ağır bu organın... Küçük küçük "duygular arasındaki geçişleri" ve "ilişkileri yönetip yönetememe becerimize" göre idrar kesemiz sağlıklı ya da hastalıklı oluyor.

Biraz da o döksün bize içini...

●

Adımdan da belli ki akışkan duyguları tutuyor ve bırakıyorum. İçimde belli ölçüde idrar biriktiğinde sana boşaltım yapman gerektiğini sinyallerle anlatıyorum. Tuvalete gitmen için verdiğim bu sıkışma hissi başka durumlarla da yakından ilgili... Örneğin sen kendini ruhsal baskı altında hissettiğinde ben de gergin oluyor ve sıkışma halini daha yoğun yaşatıyorum. Üzerinde hissettiğin ruhsal basınç bana kadar iniyor ve "idrar baskısı" olarak tanımlanıyor. Kızma! Bu baskının varlığı, serbest bırakma ve gevşeme çağrısı aslında sana. Eğer ruhsal düzeyde serbest bırakamaz ve gevşeyemezsen bu ihtiyacı ben karşılıyorum. Yani içimde birikenleri sık sık hatırlatıp gece ya da gündüz aniden bırakmanı isteyebiliyorum.

Hastalıkları baskı yaratmak için kullanmak her organın rahatsızlığı için geçerli olsa da bu konuyu benim sana anlatmam en doğrusu olacak. Başlıyorum...

Hastalık: Hatalı Güç Kullanımı

Gücün hatalı kullanımı insanların temel sorunlarından birisidir. İnsan bir "ben"e sahip olduğu sürece, hâkimiyet kazanma ve bunu kullanma çabasında oluyor. Ancak diğer taraftan güç, bilinçaltımızda ve birçok sözümüzde olumsuz bir kavram olduğundan, insanlar güç elde etme ve sergileme oyunlarını gizleyerek oynuyor. Günlük hayatın içinde çoğu insan bastırdığı ve incelikle ifadeye uğraştığı güç iddialarını dolambaçlı yollarla kabul ettirmeye çalışıyor.

Gücün kendisini negatif yönde gösterdiği hallerden bir kısmı da -toplumsal meşruiyete sahip olduğu ve kitlesel zihinsel yapıda onay gördüğü için- hastalık ifadeleri ve sosyal zayıflıklar... Ne yazık ki birçok insan hastalığını güç kullanma aracı olarak görüyor.

İnsan, hastalık olmadan elde edemeyeceği birçok şeye, hastalık ifadesi yoluyla ulaşabiliyor; ilgi, acınma, para, boş zaman, yardım ve diğer insanları kontrol edebilme ve cezalandırabilme gibi çeşitli duygular hastalıkla kolayca karşılığını bulabiliyor. Hastalığın getirdiği ek bir kazanç da bu ifadenin bir güç aracı olarak kullanılması. Öyle ki hastanın bu etkiden vazgeçmek istememesi çoğu zaman iyileşememesinin de asıl nedeni...

Eşinden şefkat görmeyen birisi uzun süreli hastalığı sayesinde eşini yanında tutuyorsa hastalığı bırakmak için sebebi kalmıyor. Çocuklarından beklediği ilgiyi göremeyen kişi hastalık sayesinde hepsini başında tutarken iyileşmeyi düşünemiyor. Burada güç; daha çok insanları yanında ve dilediği gibi tutmanın gücüdür. Üzücüdür ki insanlık acıma ile merhameti her zaman karıştırmıştır. Birisi sağlıklı iken yanında olmayanlar hastalığında kendi vicdanlarını rahatlatmak için karşısındakine acıyarak onun yanında olurlar. Oysa merhamet o hastalığa ihtiyaç duymaz, olması gerektiği kadar kişilerin yanında hür vicdanla olur. Acımak yerine merhamet etmeyi öğrenen bir nesil hasta olmayı da bırakacaktır.

Altına Kaçırdığında Aslında Ağlıyorsun

İşte bu durum "altına kaçırma" halinde de geçerli. Çocuk ya da yetişkin ol; ailede, okulda, sokakta şiddetli baskı altında kaldığında gece altına kaçırarak sorunları bedenden attığını zannediyorsun. Altına kaçırarak hem üzerindeki baskıyı serbest bırakıp ondan kurtulmuş oluyor hem de kendinden güçlü olan aileni çaresizliğe sürükleyerek güçsüz kılıyorsun. Sen ise güçleniyorsun. Altına yapmanın ayrıca, bedenin alt kısmının ağlaması, yani rahatlaması ve arınması olduğunu da hatırla. Altına kaçırırken aslında ağlıyorsun.

> Çocuk ya da yetişkin, herhangi bir yerde şiddetli baskı altında kaldığında, gece altına kaçırarak sorunlarını da bedeninden attığını zanneder. Bunu yaparken aslında ağlıyordur.

Sistit; Hayat Eşinden Uzaklaşma İsteği

Sistitte ortaya çıkan idrar boşaltımı sırasındaki yanma, hayat eşin ile olan ilişki sırasında, onunla iç içe geçmekten ne ölçüde sıkıntı çektiğine işaret ediyor. Keza idrara çıkamamak da üzerindeki baskıya rağmen serbest bırakmadaki direncini gösteriyor. Direnç arttıkça tüm baskıya rağmen bedenin idrarı bırakamıyor.

Tüm bu rahatsızlık ifadelerinde hatırlaman gereken, serbest bırakmakta zorlandığın maddelerin, yani konuların, geçmişte yaşanmış, artık gereksizleşmiş, atılması gereken olgular olduğudur.

Sevgili Sahibim,

Sorun yaşadığın zamanlarda çözüm, sorun olmayan zamanlarda ise tedbir için şu konuları irdelemeni isterim:

- *Geçmişte yaşanmış, hâlâ hatırında olan ve sıkıntı veren olaylardan neden ayrılamıyorsun?*
- *Kendini nerelerde/ kimlerle baskı altında hissediyorsun?*
- *Kimleri baskı altında tutuyorsun?*
- *Bedenin sen uykudayken neden ağlıyor? Onu duyuyor musun?*
- *Kimlerle güç savaşı içindesin? Bunun sana faydası ne?*
- *Kimleri kontrol etmek ve cezalandırmak istiyorsun?*

Bu sorulara vereceğin yanıtlarla ve kalbi çözümlerle beni tüm hayat boyunca sağlıklı tutabilirsin.

Sana güveniyorum.

İdrar kesen...

Şifa Kapısını Aralayanlar

Bedeni Her Gece Ağlıyordu

Geceleri altına kaçıran bir yetişkindi danışanım. Bu nedenle kimsenin evinde kalamıyor, tatile gidemiyor, kendinden utanıyordu. Ailesi bu konudan habersiz, evlenmesi için yoğun baskı yapıyordu. Yere bakarak, "Lütfen bir çözüm bulun, bununla yaşamak istemiyorum," dedi. Bana çaresizce güveniyor ama içsel olarak inanmıyordu. İnanmadan yapılan çalışmanın işe yaramadığını uzun zaman önce öğrenmiştim. Onu başka hastalıklarda çözüm bulan birkaç danışanımla buluşturdum, tabii sorunundan hiç bahsetmeden. Oğlumun hastalık ve iyileşme hikâyesi de onu çok etkilemişti, ama hiçbiri yeterli değildi. Sonunda ona, "Örneği dışarıda aramayı ve ikna olmak için ikna edilmeyi bırakıp kendi iyileşme hikâyeni yazmanı tavsiye ederim," dedim. Bu tepki ona ivme verdi. Bana hâlâ tam güvenmiyordu ama ilk adımı atmıştık. Çalışmalarda kendini saklıyordu. Neyse ki idrar kesesini iyi tanıyordum. Konusu kendini ifade edememek, duygularını saklamaya çalışmak ve hep biriktirmekti. "Gölge Çalışması"nda kaynak oldukça belirgin bir şekilde ortaya çıktı. Ağır şiddet uygulayan bir babası vardı. Baba ona bir nedenle kızdığı zaman hiç söz hakkı vermemiş ve kendini ifade etmeye çalıştığında, "Bana mazeret anlatma," diyerek daha fazla şiddet uygulamıştı. Bir noktadan sonra anlatmanın zararlarındansa anlatmayarak durumu en hafif şekliyle atlatmaya alışmıştı.

İşe girip kendi evine taşındığında ise idrar kaçırma sorunu kendini göstermişti, çünkü korku aile evinde kontrol sağlıyordu ama kendi evinde çocukluğuna acıyarak geçen gecelerin sabahında kontrolü bırakmıştı. Bunları çalışma sırasında sık sık ağlayarak anlattı. Çalışma bittiğinde ona ailelerimizle nasıl ve neden eşleştiğimizi anlattım. Hiçbir şey tesadüf değildi. Onun o ailede olması da Yaradan'ın acımasızlığı ve rastgele bir ilahi sistem çalışması değildi. Bunu kabul etmekte çok zorlandı. Asıl meselelerden birisi patronunun babasına çok benzemesi ve hatta en ufak konuda, "Bana mazeret anlatma," diye bağırmasıydı. Ona affedilmeyen olay ve kişilerin hayatımızda nasıl yeniden farklı kimliklerle yer aldığını anlattım. Bu yaşanmışlık sayesinde anladı. Affettiği gün idrar kaçırma sorunu bitti. Kısa zaman önce evlendi.

Erkeklere Olan Nefretini Sistit ile İfade Ediyordu

"Hiç bitmeyen bir sistitim var. Uzun bir zamandır üst üste tekrarlıyor. Çok sıkıldım," diyen danışanım, aynı konuda çözüm yaşayan başka bir danışanımın tavsiyesi ile geldi. Ona göre arkadaşının hayatında zaten sorun yoktu, onun iyileşmesi oldukça kolaydı. Ama kendisi öyle miydi? Nice sorunları vardı ve her biri çözülmeden bu sorun da çözülemezdi. Bu şartlı iyileşememe ısrarı beni rahatsız etti. Ona sorunların birbirinden ayrılması gerektiğini, aralarındaki etken bağlar zayıfladığında, başka bir sorun devam ederken bir organda iyileşme sağlanabileceğini anlattım. İlaçlarını kullanmaya devam etmesini ve doktoru ile iletişimde kalmasını hatırlattım.

İlk çalışmada sorun ortaya çıkmıştı. Çocuk yaşta iken tacize uğramış ve küçük yaşına rağmen kendisini koruyamadığı için suçluluk hissetmişti. Cinsel ilişki yaşamak istemiyor ve bunu talep ettiği için eşinden nefret ediyordu. İçindeki bu karmaşa ve nefret idrar yollarını olumsuz etkiliyordu.

Çalışmaya taciz hikâyesi ile başladık. Kendini bir türlü affedemiyor, "Çok küçüktüm ama olsun kendimi korumam gerekiyordu," diyerek ağlıyor ve sürekli seansı kesip tuvalete koşuyordu. İlk gün yaptığımız iki seans kendini affetmesi için güzel bir zemin hazırladı. Bir de erkeklere olan nefreti vardı. Önceliğim bu konu oldu. Kendine olan kızgınlık erkeğe olan öfke ve nefret ile birleşince ve iç dünyada durum başa çıkılmaz hale gelince sonuç düzenli sistit olmuştu. Taciz olayı hakkında bir drama açıp sonucu erkeklere olan negatif duyguların atımı ile bitirince sistite ara verdi. Hastalık bitince gelmeyi kesti ve seanslara devam etmedi.

İçimden bir ses tam temizlenmediğini söylüyordu. Kişi talep etmeden ne yapabilirdim ki? Sanırım sekiz ay sonra aradı ve yeniden iki sefer üst üste sistit olduğunu söyledi. Sistit anlarında neler hissettiğini bulmak için "Olay Anlarına Dönme Çalışması" yaptık. Duyguları bulup Gelecek Vizyon Çalışması'nda şimdiden ve gelecekten temizledik. Duygularını düzelterek idrar kesesi ile birlikte hareket etmeyi öğrendi, sistiti yendi, şükürler olsun.

Periton

Organlarının Anne Babasıyım

İç organları sarıp sarmalayan, koruyan bir zar olarak tarif edilir periton. Bugüne kadar bir organ olarak bilgi dağarcığımıza kaydedilmemiş olsa da fonksiyonu büyük. Tam da Yaşam Çakrası'nın alanında görev yapan bu organ, hayatın içinde adeta bir emniyet kemeri olarak görev yapıyor ve bakın bize neler anlatıyor:

Sen belki varlığımı henüz duyuyorsun ama hayatın için önemim büyük. Ne yazık ki insanoğlu bunu bendeki hastalıkların artması ile fark etti. Ne miyim ben? Karnını kaplayan büyük bir zarım. Tüm organlarını kapsıyor ve örtüyorum. Amacım organlarını korumanın yanı sıra birlikte yaşamın içindeki ani olaylardan da seni korumak. Bir çeşit emniyet kemeri olduğumu düşünebilirsin.

Yaşamda seni çok etkileyen ani ve sonuçları büyük olaylar sonrasında seni korumak için fazla çalışmaya başlıyorum. Örneğin; bir kaza sonucu eşini kaybettiğinde; çocuklarını, kendini, maddi varlığını korumak için fazla temkinli davrandığında ben de organların için aynı şeyi yapıyorum. Fazla temkinli, hatta endişeli oluyorum. Senin korumakla ilgili bütün duygularını ben bedenine yöneltiyorum. Sen hayatta fazla çalıştıkça ben de içeride fazla çalışıyorum.

Aniden iflas etmen, birisini yitirmen, maddi gücünü ve prestijini kaybetmen gibi birçok ani olay beni hemen harekete geçiriyor. Hayatta her organın bir karşılığı var ya, ben de ona göre koruma güdülerimi organlarına yansıtıyorum. Bazen benim çok çalışmam organları da yoruyor ve sıkıyor. Sen çocuklarını "Aman bir şey olmasın," diye sıkıp evde tutmaya çalıştığında ben de organlarına aynısını yapıyorum mesela. Ben organların annesi babasıyım. Bedeninin merkezi olan karnının, Yaşam Çakranın kapsadığı alanın ebeveyniyim.

Sen yaşlanınca ve koruma görevini artık eskisi gibi yapamadığını düşününce ben de pes ediyorum. Böyle anlarda hızlıca hastalıklara açılabiliyorum. Güçlü, dirayetli olmayı bırakınca çok çabuk zayıf düşüyorum.

Sevgili Sahibim,

Tanımımda "zar" kelimesi kullanılsa da ben bir zar olmaktan öte büyük bir organım. Koruyucu ve kollayıcı, yönlendirici, otorite koyucuyum. Senin sahip olduklarına karşı sergilediğin her tavır benim için de bir emirdir, eksiksiz uygularım. Sen pes edince de güç kalkanımı düşürür, belki organları da başı boş bırakırım.

Senden hayatın doğal akışı ile aranda güven bağı kurmanı rica ediyorum. Tedbir ve endişede "aşırılık"tan uzaklaşman beni çok rahatlatır. Aşırılık beni "Yaşlılıkta hastalan!" olarak kodluyor. Gençlikte ve de yaşlılıkta sağlıklı olmak niyetime tedbirli olmanın aşırısını alarak yol açabilirsin. Çocuklarının büyümesine izin ver. Onların yeterli olmak için buna ihtiyacı var, benim de sağlıklı olmak için. Her duygunun fazlası sana, bedenine ve çevremizdeki her şeye ve herkese zarar verir. Kastettiğim, duyguda esneklik anlayışını benimsemen. Yaşam sadece negatif olaylar ve insanlar barındırmaz. Nice güzellikleri ve iyilikleri de var. Bunları görmeye ne dersin?

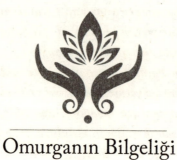

Omurganın Bilgeliği

Bedenin iplerini tutan, yerçekimine karşın dik durmamızı sağlayan omurgamızda sıra. Bilgeliği geniş, konusu oldukça fazla olan omurganın iletmek istediği mesajlar var.

Kulak verelim ve kalbimizle dinleyelim...

Bedeninin dik durmasını ve hareket etmesini sağlarım. Yerin seni çekmesine rağmen ayakta durabilmende en önemli görev bana ait. Kendimce bir kıvrıma sahibim ve her bir omurum başka başka konularla ilgili.

Öncelikli konularımdan biri "alan"dır. Etrafında bir çember hayal et ve ona bir renk ver. Çapına dikkat et, sence kaç santimetre, metre ya da kilometre? Ayağa kalk, ayakların omuz genişliğindeyken iki kolunu da yanlara aç. İşte sahip olduğun gerçek alan bu kadar... Hayal ettiğin alan bundan dar ise hareketin azalıyor, geniş ise çaban artıyor. Alanın daralması müdahale aldığını, genişlemesi ise müdahale ettiğini gösteriyor. Her ikisi de benim duruşumu ve şeklimi bozuyor. Beden alanını korumak istiyor ve başaramayınca omurga olarak ben sesimi skolyoz ile duyuruyorum.

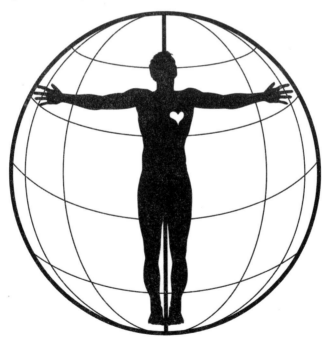

Beş çakra; boğaz, kalp, yaşam, yaratım ve kök çakraları benim üzerimde yer alıyor. Çakraların birbiriyle iletişiminde ve enerji akışında yaşanan azlık ya da çokluk, benim sağlık sorunlarımla ifade ediliyor. Bu akış benim için de hayat için de büyük önem taşıyor.

Söylenmeyen her şey boynun arka ucunda birikiyor. Bunlar zamanla artınca taşınamayacak seviyelere ulaşıyor. Bu da boyun fıtığı, boyun ağrısı ve düzleşmesi anlamına geliyor.

Söylemediğin her şey boynun arka ucunda, İfade Çakrası'nda birikiyor. Zamanla bunlar çeşitlenip çoğalıyor ve benim taşıyamayacağım seviyeye ulaşıyor. Ben de kendimi boyun fıtığı, boyun ağrısı, boyun düzleşmesi gibi hallerle anlatıyorum. Kendini ifade etmeyi başarmak yoluyla esnemen boyun bölgemi rahatlatıyor. Katı olduğun her bir zaman boynun sertleşiyor, tutuluyor. Oysa hayatta her şey var, her şey olabilir. Bunca katılığa benim ihtiyacım yok, bırak lütfen.

Yüküm Arttıkça Kısalıyorum

Ben, içsel duruşun göstergesiyim. İç ve dış duruş arasında uyum varsa oldukça sağlıklıyım. Uyumsuzluk zamanla üzerimdeki yükü artırıyor ve omurların üst üste binmesi sonucu boy kısalması yaşanabiliyor. Beni oluşturan diskler senin esnekliğin ve hareket özgürlüğün için var. Diskler sıkıştığında duruşun sertleşiyor, esnekliğin kayboluyor. Beden duruşunu düzeltmek için ruhunun sesine kulak vermeli, duyguda ve düşüncede esnemeli, esnemeli, esnemelisin.

Kambur; Değersizlik Hissi

Özüne vermediğin değer ve güven ne yazık ki bende kamburluk olarak anlam buluyor. Bir yandan da geçmişteki sevgisizlik, sevginin karşılık görmemesi ve boşa harcanmış zaman acısı da kamburluğun içinde birikiyor. Bu duygular ve özün değersizliği arttıkça bende eğrilme oluşuyor, sen bunun farkına bile varmıyorsun. Hayat ise bu eğrilmeyi acıya karşı bilinçsiz bir boyun eğme olarak görüyor.

Ruhsal ve Duygusal Yükler Fıtıklaşıyor

Sorumlulukların ve yüklerin taşınamaz olduğu zamanlarda bel bölgemdeki omurların yerinden oynaması ve/veya çıkması, sinirlere bası uyguluyor ve ağrıya yol açıyor. Gereğinden, hatta kaldırabileceğinden fazla yaşamsal, duygusal, ruhsal yük taşıyan kişide ben de isyan ediyorum. Bel fıtığı olarak adlandırdığınız bu hastalık siyatikleri de olumsuz etkiliyor, ağrıya sebep oluyor. Siyatikler yargı ve kınamaların merkezi... Sürekli başkalarını yargılayanın sağ siyatiği, kendini yargılayanın sol siyatiği ağrı yapıyor.

Biliyorsun ki bel fıtığı tedavisi, yatmayı ve az hareket etmeyi gerektiriyor. Yatan kişi aldığı yükleri ve sorumlulukları yerine getiremez oluyor. Sen güzel insan, öylece yatarken görüyorsun ki sen olmasan da işler bir şekilde yolunda gidiyor. Aslında bunca yükü almana gerek yokmuş. Bu farkındalıkla ortaya çıkan ilk duygu kendine kızgınlık olsa da telaş etme, çabuk atlatılıyor.

Bel fıtığı ile karşı karşıya kaldığında kendine, "Gereksiz bir şekilde taşıdığım yükler neler? Hangi yük ve sorumlulukları bırakmak sağlığım için gerekli? Kendim için yapmadığım, başkaları için yaptığım neler var?" gibi sorular sormanı isterim.

Yük aşırılık demek; aşırılığın satır altında ise "sevgi arayışı" yatıyor. Aşırı çalışarak, yardım ederek, koşturarak sevgi ve onay almaya çalışıyor insan. Sevgi ve onayı önce kendi içinde kendine beslemek gerek. Senin sana vermediğini kimden bekleyebilirsin ki? Arada kalma duygusu ve bel fıtığı arasında da organik bir bağ var. Özellikle itilaflı aile bireyleri arasında kalmak, hakem görevi görmek ve barışçıl çözüme ulaşamamak da bel fıtığına dönüşüyor. Bu çabalar genellikle sonuçsuz kalıyor. En çok da arada olan kişi yoruluyor. Tarafların birbiri için neler söylediğini biliyor ve bu sözlerin yükü de fıtık bölgesi için fazlalık oluyor.

Haksızlık Duygusu Omurları Tutuyor

Geçmişe olan negatif bağımlılıklar benim omurlarımın arasına yerleşiyor. Sık hatırlanan, affedilmeyen olayların tüm hatıraları bir bir içimde yerini buluyor. İnsanlar onu çok sevdiği için "haksızlık" bana çok çabuk ulaşan duygulardan birisi oluyor. Haksızlık duygusu, bedenle geçmişte yaşanan olayları birbirine kancalar ile bağlıyor. Her kanca bir omur sorunu demek...

Birlikte düşünelim; geçmişi affeden, aynı zamanda geçmişte olanlar için af dileyen, olanın ve olmayanın hayrını anlayan bir kişinin eğik ya da bozuk bir duruş sergilemesi mümkün mü?

Sevgili Sahibim,
Gördüğün gibi birçok konuyla ilgileniyorum. Bedenin birden fazla noktası ile temasım var. Ayrıca içimden geçen sinir sistemi ile de oldukça etkinim. Her bir parçam; parçaların arasındaki kıkırdaklar, sıvılar ve sinir sistemi, bilgeliğimi ifade ediyor.

Bilgeyim, çünkü atalardan DNA aracılığıyla aldığın tüm yaşanmışlığı anne rahmindeyken içime yerleştirdim. O bilgileri yaşam boyunca saklamak benim görevim. Tıpkı tüm dünya tarihini de sakladığım gibi... Geçmişte yaşadıklarının da kaydını tutuyorum. İçinde her şeyi bilen bir öğretmen gibiyim. "Keşke orada öyle davranmasaydım," gibi her türlü pişmanlığı da biriktiriyorum. Benzeri bir olay yaşama ihtimalin olduğunda oradaki "keşke"yi sana hatırlatıyorum. Senin yardımcın, destekçinim. Dilerim ki hayatın içinde esnekliğin ne demek olduğunu bilen dik duruşunla var ol.

Benimle ilgili sorunlar genellikle hareketsizlik ve yüksek ağrı ile özdeşleşiyor. Bu nedenle tıp desteği alırken mutlaka duygularına yönel. Tedavinin tam anlamıyla gerçekleşmesi için ruh-beden-duygu işbirliğine ihtiyacın var. Hekimlerden bizim yerimize, "Bu hastalığı neden yaşadığını düşünüyorsun?" diye sormalarını rica ediyorum. Onlar sormazsa, sen kendine sor. Tedavinin gerçek ve kalıcı olması için ruha ve duyguya dokunmak gerekiyor. Bedensel bir sorun ortaya çıktıysa yüzleşilmesi ya da çözülmesi gereken duygusal, düşünsel ve ruhsal bir konu var demektir.

Her zaman hatırla; bedeni tedavi etmek yetmiyor. Sorun yeniden ve büyüyerek kendini anlatıyor, "Ben buradayım," diyor. Bedenin yanı sıra duygu ve düşünceni de şifalandır.

Ömür boyu destekçin
Omurgan...

Şifa Kapısını Aralayanlar

Tüm Ailenin Yükünü Üstlenmişti

Aile içi ilişkileri yönetememekle başlayan çalışmada zaman içinde mide hastalığından bahseden danışanımızın "haksızlık" ile özel bir bağı olduğunu birlikte anladık. Olayların içinde sıkışıp kalmıştı. Herkes ona derdini anlatırken, birbirlerinin yüzüne gülmeye devam ediyorlardı. Bu durum ona, kendini haksızlığa uğramış, sıkışmış ve çaresiz hissediyordu. Çalışmalar ilerledikçe belinde ağrı hissetmeye başladı. Zaman ilerledikçe ağrı da artıyordu. Danışanım bu ağrıdan az şikâyet ediyordu ama yine de dikkatimi çekti. Aile içindeki yükleri bırakmakla ilgili çalışmalar sırasında başlamıştı. "Sondaj Çalışması" yaparak oldukça kısa zamanda birçok duyguyu ortaya çıkardık ve aslında üstlendiği yüklerden memnun olduğunu, bunları kimseyle paylaşmak istemediğini anladık. Aile içi sorunların öncesinde ailede pek de ciddiye alınmadığını, sorunların arttığı dönemde kıymetinin anlaşıldığını fark etti.

Herkese Yükünü İade Etti

Farkındalık anında ağrı iyice arttı ve onu zorlamaya başladı. Ben o sırada onun yerine yüksek sesle, "Değerimi kabul ediyorum, bunun için etrafıma sorun toplamayı bırakıyorum. Herkese yükünü affederek ve af dileyerek iade ediyorum," demeye başladım. Bunlar ve benzeri cümleleri art arda söylüyordum. Ağrı azaldı ancak iyileşmek için aynı olumlamaları kendisinin söylemesi gerektiğini öğrenince tekrar arttı. Bir süre sonra içinde ne varsa kalbinden geldiğince söyledi ve ağlamaya başladı. Hatta ağlamak onu esir aldı. Bir elim kalbinde diğer elim belindeydi. Yavaş yavaş sakinleşti. Çok ağlamış ve terlemiş olmanın etkisi de geçince ağrıyı kontrol ettik. Yoktu. Kendi değerini kabul etmiş ve herkese yükünü iade etmiş bir kişi vardı karşımda. Çok yorgundu. İki gün sonra aradı ve aradan çekildiğini ailedeki herkese bildirdiğini söyledi. Sonrasında gelişen olaylardan olabilecek en az hasarla kurtulmuştu. Böylece kendisini ve ailesini birçok zarardan korumayı başarmıştı.

Annesine Söyleyemedikleri Boynunda Birikmişti

Mesleği gereği eğilerek çalışmak durumunda kalan bir danışanım yoğun boyun ağrısından şikâyet ediyordu. Asıl sorunumuz yine boyun değil, para kazanamamak ile ilgiliydi. Seanslara para kavramının bilinçaltında nasıl tanımlandığına bakmakla başladım. Bulduklarım çok tanıdıktı. Para; zor, insanı esir eden, kirli bir kavram olarak çıktı karşımıza. Danışanım parayı çok sevdiğini söyleyerek itiraz etti. Başka bir seansta görüşmek üzere ayrıldık. İkinci seansa gelmedi, haber de vermedi.

Aradan yaklaşık bir ay geçti, tekrar aradı ve gelmek istediğini söyledi, istemeye istemeye geldi. Hem inanmıyor hem de bu bir fırsatsa kaçırmak istemiyordu. Arada kalmış olması beni başka konuları düşünmeye yöneltti. Ne gelebiliyor ne de gidebiliyordu. Ona, "Partner ilişkilerinde ayrılmakta zorlanır mısın?" diye sordum.

"Evet," dedi.

"O ilişkinin senin için iyi olmadığını bile bile sırf gidemediğin için devam ediyorsun değil mi?" diye sorduğumda bundan çok rahatsız oldu ve tabii ki itiraz etti. Olsun, ben durumu anlamıştım. Olaylar, durumlar, insanlar karşısında sıkışıp kalıyor ve her şeyden önemlisi söylemek istediği hiçbir şeyi söyleyemiyordu.

Bana, "Sana ve tekniğine inanmıyorum," ya da "Randevuya gelmeyeceğim, çünkü yaptıkların bana saçma geliyor," diyemiyordu ama içindeki ses ona, "Ya gitmeyerek bir fırsatı kaçırmış olursan," dediğinde ona da karşı çıkamıyordu. Duygunun ve aklın ortasında bir yerde kalakalmıştı. Bu hali bana özel değildi.

Anne Deyince Yüz İfadesi Değişti

Annesi ile arasındaki ilişkiyi irdeleme ihtiyacı duydum ve bunu söylediğim andaki çaresiz yüz ifadesi bana doğru yolda olduğumu söyledi. Bu ilişkiyi Bilinçaltı Kütüphanesi Çalışması'nda okuduk. Aşırı kuralları olan, kendi bildiğinin dışında hiçbir bilgiyi ve fikri kabul etmeyen annesi ile arasındaki ilişki emir kipleri üzerinden yürüyordu. Mesleğini de annesi seçmişti. Sert duruşundan dolayı annesine kızmaktan bile çekiniyordu. Büyük kardeşi bu otoriteyi aşmış ve kendi yoluna yürümüştü. Anne, bu nedenle ilk çocuğu ile irtibatı kesmişti ve elinde kalana da iki kişilik yükleniyordu.

Boyun ağrılarının ve para ile ilgili sorunun kaynağını tespit etmiştik. Anneye söyleyemediği, hatta düşünmeye bile cesaret edemediği her şey boynuna yerleşmişti, özgür değildi. Birikim boynunda ağrı olarak ifade buluyordu. Paraya gelince; sevmediği ve istemediği bir meslekte annesinin hışmını üzerine çekmemek için çalışıyordu. Elbette kazanması olası değildi. Önce Drama Çalışması ile içini annesine karşı dökmesini sağladık. Ardından mesleği ve para hakkındaki kalıplarını onun talebi doğrultusunda, onun rızası ile değiştirdik.

Sonuçta daha verimli olabileceği bir işin peşine düştü. Bu süreçte mesleğini para kazanma kaynağı olarak kullanıyor. Annesine karşı ise daha korunaklı...

Yaşanmışlığın Mirası, Yüceliğin İfadesi; DNA

DNA'mızın;
- Genetik özelliklerle beraber atalarımızdan bize kalan pozitif ve negatif hikâyeleri de miras olarak kabul edip kayıtladığını ve nesiller boyu aktardığını,
- Atalarımız ile görünmez olarak tarif edilen bağları görünür bir şekilde ortaya koyduğunu,
- Konuştuğumuz dillerle oluşan frekans ile fiziksel ve duygusal değişimlerin aktarılmasına aracı olduğunu,
- Tıpkı beynimiz gibi DNA'nın da kapasitesinin tespit edilemediğini,

- Son araştırmalarının sonucunda "4 Katlı DNA" ile bedenimizdeki gücünü bir kez daha bizlere sunan bilim insanlarına teşekkür ediyoruz.

●

Âdem Baba ve Havva Anamızdan bugüne tüm anne ve baba atalarımızda yaşanan her şeyi DNA aracılığı ile alıyoruz. İçindeki bilginin sayısı henüz ölçülemiyor. Her bir sarmalı muazzam bir bilgi deposu olmakla birlikte oldukça da kuvvetli bir dönüşüm aracı...

İnsan sorunu kendi ürettiği gerçeğini kabul etmediği için çözümü de hep dışarıda arıyor. DNA'mız ise her türlü çözümün içsel olduğunu içindeki bilgelikle bizlere çok net bir şekilde anlatıyor. Organlar gibi DNA ve içindeki bilgelik, onunla irtibat kurmamızı bekliyor. Her bir DNA sarmalı ve içeriği sahibini tanıyor ve onu biliyor. Sahibi onu iki şekilde yönlendiriyor; bilinçli ya da bilinçsiz. Siz hücreleriniz ile irtibatta hangi yolu kullanıyorsunuz?

Bilinçli bir iletişim ile başa çıkamayacağınız bir sağlık sorunu yok. "Bilgelik" olarak bahsedilen DNA sadece sağlık değil, hayatın içine dâhil olabilecek tüm konularla ilgili derin bir kavrama, anlama ve çözme yeteneğine sahip; fark edilmek ve kullanılmak üzere öylece bekliyor. Beklerken de en basit düzeyde çalışaduruyor. Çok daha aktif olacağı günleri sevgiyle bekliyor.

"Ben evrensel ağın, bütünlüğün, mükemmelliğin, işleyişin bir parçasıyım, büyük resimde parlayan yerimi görebiliyorum ve sevgiyi gerçekleştirme yolundayım," demek için gözlerimizi DNA'ya çevirebiliriz.

Hatırlayalım ki bizler nasıl anne babalarımızdan tüm geçmişi miras olarak aldık ise bizden sonraki nesillerin atası olarak o sarmalda kayıtlı olacağız. Kendi bilgeliğinden faydalanmayı keşfetmiş, sorunu da çözümü de Sorumluluk Yasası gereğince içselleştirmiş bir ata olarak dünya ve nesil kaydında yerini almaktan daha güzel ne olabilir!

DNA ile Bağ Kurmak ve Bilgisinden Faydalanmak İçin Örnek Çalışma:

DNA'larınızı düşünün, bedende dönen sarmallar olarak ya da bir ordu gibi sıraya dizilmiş hazır bekler şekilde olabilirler. Zihninizde nasıl canlandırabiliyorsanız öylece düşünün ve dikkatinizi DNA'da toplayın. Kalbinizden seslenin: "Sevgili DNA'larım, bilgeliğinizden faydalanmaya, yaşamımdaki tüm konuları iyileştirmeye niyet ediyorum. Bu değişim için hazırım ve açığım. Bana bilgeliğinizi sunun. Biz birlikte verimli çalışıyoruz. Şimdi ve yaşamda olduğum her an birlikte verimli çalışmaya devam ediyoruz. Hepinize güveniyorum ve teşekkür ediyorum."

Cinsellik – Üreme Alanları

Bilmeli ve hatırlamalıyız ki, her insanda hem dişil hem de eril enerji vardır. İnsanın karşı cins ile bir olması ve bütünleşmesi için öncelikle kendi içinde birliğini ve bütünlüğünü sağlaması evrensel yasalara uygun olanıdır. Uyum ve denge içinde bir birliktelik içte başlar, dışarıda idealini bulur ve sadakat kendiliğinden gelir.

Dişil ve Eril Enerji

Dişil enerji; sevgi, şefkat, merhamet gibi duyguların oluşturduğu enerji alanıdır. Annelik, kadınlık şeklinde aktive olan bu enerji bedenimizin sol tarafına, beynimizin ise sağ tarafına hâkimdir. Eril enerji ise güç, kudret, güven gibi duyguların oluşturduğu enerji alanıdır. Babalık, erkeklik şeklinde aktive olan bu enerji bedenimizin sağ tarafında, beynimizin sol tarafında yaşar. Bir erkek eril yani güç, kudret, kuvvet enerjisini; kadın ise dişil enerjisini yani sevgi, şefkat ve merhameti daha fazla kullanır. Eril-dişil tanımları duygulara bağlı olarak ayrılır. Hayatımıza kadın ve erkek olarak gelen bu tanımlar uyumun, ahengin ve dengenin varlığının ispatı içindir.

Konu dişil ve eril enerjiler olduğunda Zıtlık Yasası, Birlik ve Teklik Yasaları ile çalışır. Dişil ve eril enerji Zıtlık Yasası'na göre birbirini tamamlamak üzere tasarlanmıştır. Birlik ve Teklik Yasaları sayesinde de "bir arada ve uyumlu yaşamayı öğrenme" devreye girmiştir. Bu nedenle bedende bu zıtlıkların birlik içinde bir uyumu olmalıdır ki amaca hizmet etsin.

Bir erkek dişil enerjisini kullanarak gücüne "sevgi" katarken; kadın eril enerjisini kullanarak sevgisini "güç"lendirir. Doğamız her ikisini içerirken cinsel kimliğimiz kadın ya da erkek olarak bir tarafta yer alır. İçimizde bunları ayırmak mümkün değildir. Bir kadın gücü, sevgisinin önüne geçirirse eril enerjisi yükselir, "erkek gibi" dediğimiz kadınlardan olur. Bir erkek dişil duygularla gücünü gölgede bırakıyorsa enerjisi kadın olur. Çok duygusal erkekleri bu duruma örnek verebiliriz.

Dişi Sudur; Eril Ateş

Dişilik doğal yapısı gereği içe alan, saklayan, kabul eden derinliktir. Derinlik vericiliği sağlar. Bu nedenle ilham almak, işletmek ve vermek gibi her türlü üretkenlik dişildir. Dişi olmak su olmaktır. Erillik ise doğal yapısı gereği dışsal, sahiplenen, güçlü ifadedir. Çoğalmayı sağlamanın gücü ile otorite sağlamıştır. Eril olmak, ateş olmaktır.

Her insan bedeninde suyu ve ateşi; erili ve dişili barındırır. Eril ya da dişil olmak ruhun Yaradan'a verdiği sözün parçalarından birisidir. Kadın olarak doğan ruh, kadın olmanın gereklerini de üstlenir, erkek olarak doğan da erkek olmanın... Günlük hayatta gördüğümüz birçok kadın eril, birçok erkek dişil enerjiyle çalışıyor olabilir. Bu konuyu cinsel kimlikten bağımsız düşünebilmek gerekir. Topuklu ayakkabısı ve tayyörü içinde kadın görünümlü bir erkeğe dönen kadınlar ya da çocuklarıyla anne gibi ilgilenen babaları düşünün. Bu eşcinsellik değil, enerjinin doğru kullanılmamasıdır.

Neden Kadın ya da Erkeğiz?

İnsanın iki farklı cinsiyette yaratılmasının amacı Zıtlıklar Yasası gereği iki cinsin birbirini anlaması ve tamamlamasıdır. Cinsiyetler ayrı kalınca bütünleşmenin hazzından uzaklaşılır. Birleşmek ve bütünleşmek için en doğal yol cinselliktir. Bütünleşmenin gerçekten ne ifade ettiğinin kavranması cinselliği gereken düzeye çıkarır. "İki ve ayrı" olanı "tek ve bir" yapmanın en doğal hali cinselliktir. İkilikten birliğe açılan bu yolda denge ve uyumu yakalamak mümkün olur.

Dünya tarihi boyunca cinsellik ve cinsiyet sınırlı, kısıtlı, ayrıştırıcı oldu ve her zaman çatışma içerdi. Dinamik bir konu olmasına karşın hep durağan tutulmaya çalışıldı. Oysa cinsel ilişki sadece fiziksel bedenlerin birleşmesiyle sınırlı değildir; iki ruhun ve onların diğer bedenlerinin birlikteliğini de gerektirir. Bu sırada bilinç ve bilinçaltı da konuya dahil olur. Cinsel birleşme yaşayan iki kişi, çakra sistemleri üst üste geldiği için alışveriş içindedir. Her ilişki, farkında olunsun ya da olunmasın alışa ve verişe konudur. Alışverişe tüm negatif ve pozitif birikimler dahildir; sadece fiziksel hastalıklar değil, ruhsal buhranlar bile...

Cinsellik, kalbi bir birliktelik ile korunmanın en kolay ve güzel yoludur. Teslim olma-olunma, ait hissetme, güven duyguları ile sevgi ve saygı birleştiğinde cinsellik de var olma amacına uygun olarak hayata geçer. Aşk ve sevgi olumsuz birikimleri hemen ortadan kaldırır. Olumlu birikimleri yaratıcılık, güç gibi kaynaklara ekler ve çoğalmasına yardım eder.

Toplumlarda cinsellik konusunda engin ve derin çelişkiler vardır. Bazı toplumlarda annelik, cennetin ayakların altına serilmesini getirecek kadar kutsal iken anne olmanın tek yolu olan cinsellik ayıp ve günah ilan edilmiştir. Bazılarında ise cinsellik mekanik bir hale gelmiştir. İçinde duygu kalmamış, sadece yaşamın rutin eylemlerinden birisine dönüşmüştür. Bu toplumların doğurganlık oranı da düşmektedir. Bu da cinselliğin gerçeğinden uzaklaştığının göstergesidir.

Dişi Enerjinin Hastalık İfadeleri

Bir kadının dişi enerjisi ile ilgili negatif ve pozitif birikimi üreme organlarının sağlığını etkiler. Yoksa çoğaltan, üreten, sevgi ile besleyen kadın neden hasta olsun ki?

Sorunlu Âdet Görmek

"Kadın olmak sancılıdır/zordur/acı vericidir," kodlamalarına sahip genç kızlarda ve kadınlarda âdet dönemi de sancılı ve ağrılı oluyor. Bu durum bizi cinselliğe olan bakış açımızı irdelemeye yönlendirmeli. Su gibi olan kadının, esnek ve akışta olması esastır. Bu esnek akışı teslimiyette olmak ve güven sağlar. Cinsel hayatta katılık ve kendisini orgazm serbestliğinden uzak tutmak âdet kanamalarında ağrı olarak kendisini ifade eder. Direnç akışkan olmayı engeller, ağrı ve sancıya sebep olabilir.

Doğurganlık yeteneğinin göstergesi olan âdet döngüsü sağlıklı işlediği zaman yeni nesillere aracı olur. Kadın çocuk istiyorsa ve bu beklenti içindeyken âdet kanını görüyorsa büyük bir öfke ve hayal kırıklığı yaşayabilir. Bu da âdet görme sürecini olumsuz etkiler. Tersi durumda, çocuk istemeyen bir kadın ise kanamayı bekleyip de göremezse panik, gerginlik, kızgınlık, öfke gibi duygular sonraki süreci bozabilir. Her iki durum da gerginlik, ağrı ve sancıya sebep olabilir.

Yumurtalıklar

Çoğalmanın merkezi olan yumurtalıklar spermi, yani erkeği, babayı kabul eden bölgedir. Seçicidir ve kendince bir matematiği vardır. Onca sperm arasından hangisine yaşam şansını vereceğini kendi bilincindeki matematik ile belirler ve uygular. Zekâ kanalı ile bağlıdır. Düşünülenin ötesinde derinliğe ve prensiplere sahiptir.

Her ay sağlıkla yenilenmek, zamanı gelince spermi seçmek, döllenmeye mekân olmak ve rahime aktarmak yumurtalıkların pozitif ifadesidir. En önemli negatif ifadesi ise kistlerdir. "Kadın", "erkek", "mekân", "söz" gibi seçimlere kızgınlığın birikimi de yumurtalıklarda olur. En çok da hayatından çıkaramayacağı aile erkeklerine olan öfke ile partner ve eş seçimine olan kızgınlık önemlidir. Hayatına giren erkekleri iyi tanıyamadığı için kendine kızmak da aynı sonuca götürür. Kişinin kendini affetmesi bu sorunun tekrarlanmasını önleyecektir.

Gebelik Sorunları
Yalancı Gebelik

Gerçek gebelik belirtileri verdiği için bilincin neler yaptığını farklı şekilde kanıtlayan bir olaydır. Doğurganlık konusunda istekli bir kadının bilinçaltı korkuları, isteğin önüne geçer ve –mış gibi yapar. Beden süreçle uyumlanır ve hamileliği gerçekmiş gibi yaşar. Korkular o kadar derin ve yoğundur ki bedeni kandırıp asılsız bir hamileliğe ikna etmiştir. Görüldüğü gibi bir çatışma vardır ve gerçek gibi gösterilen sahte doğurganlıkla sonuçlanır. Sonuç kadını derin bir depresyona götürürken çevresinde hayal kırıklığına sebep olur.

Dış Gebelik

Annenin kendini ve bedenini anneliğe hazır hissederken "güvensizlik", "korku" gibi duygular tarafından içsel engellenmesinin sonucu dış gebelik olabilir. Beden üzerine düşeni yapar, yumurta spermi alır ve oluşumu sağlar. Bir yandan da yeni oluşan varlığı birçok negatif duygudan dolayı büyütmek istemez. Rahime inemeyen oluşum kanalda büyür. Anne için çok ağrılı bir durum başlar. Sonuçta korkular ve güvensizlik, oluşan varlığın ölümüne sebep olur. Anne için ilk hamilelik deneyimi ise diğer gebeliklerde listeye bir de kaybetme korkusu eklenebilir.

Hamilelik Sırasında Yaşanan Sorunlar

Hamilelik sürecinde yaşanan sorunlar bilinçaltının etken olduğu süreçleri; bebek ile ilgili korkuları, bebeği kabul edememeyi ve yetersiz kalma korkularını içerir. Aklen çok hazır ve istekli olduğunu düşünen anne adayının geçmişte bir tarihte duyduğu bir hikâyeden oluşan korkusu aktive olabilir. Sorunlu hamilelik süreçleri sonucunda bebeği ile bağ kuramayan annelerde bebeği kabul edememek daha etkili olur.

Anne, bebeğin getireceği değişimden, sorumluluklardan bilinçli ya da bilinçsiz olarak korkuyorsa alışana kadar mide bulantısı ve kusma yaşayabilir. Gebelik sırasında kasılmalar, kramplar, yüksek tansiyon, proteinin bedenden atılması ve bebeğin büyümesini engelleyen tüm süreçler de bebeğin kabulü ile ilgili sıkıntıları ve altında yatan korkuları ifade eder. Anne adayının korkularını fark edip ifade etmesi ve ardından bunlara ihtiyacı olmadığını söylemesi, durumu düzenlemeye yardımcı olabilir.

Birçok çalışmamızda gördük ki kadınlar anneleri gibi olmaktan korkuyor. Daha çok da çocuklarına kendi çocukluklarını yaşatmaktan... Bu korkuyu aşan her kadın dünyaya kendini aşan bir varlık getirerek hizmet ediyor. İlk adım olarak anneyi olduğu gibi kabul etmek ve anneliği için (her nasıl isteniyorsa) teşekkür etmek önerimdir. Bu uygulamayı sessizce içinizden yapabilirsiniz. Biliyoruz ki ilahi sistemin mükemmel bir matematiği var. Anne ve babamızla bir arada olmamızın sebepleri de bu matematiğin önemli bir parçası.

Doğum ve Süt Vermek

Neyle karşılaşacağının bilinmemesi, korkular, acıdan kaçınma isteği gibi etkenler doğum sürecini olumsuz etkiler. Kadının kendi içindeki yaratıcı taraftan çekinmesi de etkenlerden biri... Emzirmeyle ilgili sorunlar da annenin sorumluluk üstlenmekle ilgili sıkıntılarına işaret eder. Eğer sıkıntılar çok derinlerde ise, bu sütsüz kalmaya da yol açabilir. Bebeğin babasına olan kızgınlık da bazen sütün çekilmesiyle sonuçlanır.

Annenin emzirme konusunda sorun yaşamasının temelinde sorumluluk almakla ilgili sıkıntılar olabilir. Bu derinlerde yatan bir sorunsa, sütsüz kalmaya neden olur.

Hayatta Olmayan Çocuklar

Anneler ruhsal olarak hayatta olmayan çocuklarına can vermek ister. Bilincin farkında olmadığı bu durum anne için yorucu ve çözümsüzken, hayatta olan çocuklara da sevgiyi diğerleriyle paylaşmak zorunda kaldıkları için eksiklik hissi verir. Anneden çıkan sevgiyi 100 birim kabul edersek; 100 birim hayatta olanlar ve olmayanların sayısına bölünür. Örneğin annenin hayatta olmayan iki ve yaşayan iki çocuğu varsa, her çocuk başına 25 birim sevgi düşer. Yaşayan çocuklar sevgisizlikten şikâyet ederken anne ise "Sevgimi daha nasıl gösterebilirim ki?" der. Fakat aradaki sorun görünenden başkadır.

Düşük ve kürtajla aramızdan ayrılan bebeklerin bir mezarı yoktur, cenaze törenleri olmamıştır. Ve hepsinden önemlisi bilinmezler, anılmazlar, dua almazlar, haklarında rahmet dilenmez. Onlar hiç yokmuş, olmamış gibi davranılır. Bu durum hayatta olan çocuklar ve ebeveynlere birtakım negatif yükler veriyor olabilir.

Her ne sebeple olursa olsun yaşamamış çocuklardan özgürleşmeyi, onların ruhunu huzura göndermeyi, hayatta olanlar için iyi şeyler talep ederken onların ruhları için de huzur dilemeyi hassasiyetle tavsiye ederiz.

Tümörler, Kistler ve Miyomlar

Rahimde ortaya çıkan ve cerrahi gerektirebilen oluşumlar farkında olunmayan doğurganlık ihtiyacıdır. Yaratıcılık ihtiyacından kaynaklanıyorsa iyi huylu olur. Yapamadıklarını yapma telaşı, doğurganlığını kullanmamanın kızgınlığı, aileye ve eşe doğurganlığın engellenmesi ile ilgili kızgınlıklardan kaynaklanıyorsa kötü huylu tümörlere dönüşebilir.

Miyomlar ise kadınlığın zor olduğuna dair inancın ifadelerindendir. Özellikle de erkekten kaynaklanan zorluklara maruz kalmak rahimde miyomlara yol açar. Altında yatan nedenlerden biri de doğurduğu ve hayata verdiği çocuklardan memnun olmamaktır. Annelerin kızgınlıkla söylediği, "Seni doğuracağıma taş doğursaydım," gibi cümlelerin duyguları birikince sonuç miyom olur.

Orgazm

Cinsellik, Kök Çakra'da bulunan Kundalini enerji ve ikinci çakra ile ilişkilidir. Tek bakış açısı, yani çoğalma gözü ile bakılırsa amacından uzaklaşır. Sadece çoğalma ve bedensel ihtiyacın karşılanması ruhu olan insan için basit, hatta farkındalıktan uzaktır. Kundalini enerjisi yaşamın bedenimizdeki enerji halidir ve kullanılır olması gerekir. Duygu olmadan kullanılması mümkün değildir. Aktive edildiğinde kuyruk sokumunda Kök Çakra'dan başlar ve omurgadan yukarı doğru çıkar. Başın üzerinden dolanıp üçüncü gözden tekrar bedene akar. İşte evrene açılmak, orgazm yaşamak budur. Birlik bilincine erişmektir.

Orgazmı yaşamak için "ben" değil "biz" bilincine sahip olmak esastır. Teslim olurken teslim olunmak, sevginin saygı ile karışması ve güvenle çevrelenmesi orgazm için elverişli bir enerji yaratacaktır. Kadın ve erkek birleşince, yani bir olunca gerçek hal ortaya çıkar. Bedendeki tüm hücreler orgazm ile birlikte yenilenir.

Kadınlar bu konuda erkeklere oranla daha büyük sorunlar yaşamaktadır. Erkeğin kadına olan yaklaşımı orgazmın seyrini belirlemekte etkendir. Kişinin kendi bedenini tanıması belki de birlikte keşfetmek faydalı sağlar. Cinsel açıdan uyarılan fakat tatminle sonuçlanmayan eylemler şiddetli baş ağrılarına sebep olur. Oldukça önemli olan bu konuda mutlaka yardım alınmalıdır.

Vajinismus

Kız çocuklarının cinsel organına karşı ayıp, günah, dokundurulmaması gereken bir giz gibi baskılarla yetiştirilmelerinin sonucu oradaki kasların kendini istemsizce kasması ve ilişkiye izin vermemesidir. Kız çocuğun yetiştirilme sürecindeki korku çok etkendir.

Bununla birlikte erkeğe olan güvensizlikle ilgili kayıtlar da çok önemlidir. Yetişirken gözlemlediği erkek her an her şeyi yapabilen, şiddet uygulayan, kaçınılması gereken bir modelse kadın bunu genelleyebilir ve eşe de kendini açamayabilir.

İlk gece deneyimleri de oldukça önemlidir. Zorla, kadının kendini hazır hissetmesi beklenmeden, güdüsel, sevgi ve saygıdan yoksun ilk cinsel deneyimler kasların tekrarına izin vermemek için katılaşması sonucunu getirebilir. Onarılması gereken bu negatif tecrübeler ne yazık ki nesillere DNA ile aktarılır. Bilinçaltı temizliği ile kayıtların silinmesi yoluna gidilmesini tavsiye ederiz. Erkeğin güveni sağlaması da çok önemlidir.

Bu konuda altta yatan bir taciz deneyimi olup olmadığı araştırılmalıdır. Kendini suçlu hissettiren birçok deneyim vajinismusa sebep olabilir. Bedeni keşfetme sürecinde yaşanan duygular suçluluk yaratmış, kadın kendini "kötü kız(!)" hissetmiş ise cinsel bölgeyi kapatmak gerekliliğine inanmış olabilir. Bazen de suçluluk duygusu ile kadının kendini cezalandırma yöntemi olarak da bu sonuca ulaştığı görülür.

Menopoz

Bu dönemdeki sıkıntılar çoğunlukla ruhsal ve duygusaldır. Dişilik ve cinsellik yaşamın içinde dengeli bir şekilde kurgulanmışsa süreç sağlıklı geçer.

Menopoz, kadının doğurganlığında sonlanma ve dişiliğinde yeni bir süreç anlamına gelir. Süreci belirleyen ise bu durumun sıkıntılı geçeceğine dair birikmiş önyargılar ve negatif kodlamalardır. Menopoz sırasında ve sonrasında cinsel yaşam da değişir. Bu değişim süreci sert ve keskin ise altından erkeğe olan kızgınlık çıkabilir. Kadının dişiliğine ve cinselliğe bakışı üreme ile sınırlı ise menopoz dönemi daha yoğun ve sıkıntılı geçebilir.

Süreç sırasında en büyük şikâyete sebep olan ve sıcak basması olarak tanımlanan ateş, dişiliğin devamı için ihtiyaç duyulan enerjiyi verir. Beden ateşlenerek aslında dişi enerjinin devam edeceğini ifade etmektedir. Yoğun kanamalar ise değişimi anlatır ve beden için kadınlıkla ilgili birikmiş tüm negatifi bırakmanın bir yolu olur.

O güne kadar cinselliğini tatmin edici yaşamamış/yaşayamamış kadınların ruhsal yükleri de menopoz döneminde su yüzüne çıkar. Cinsellikte tatmin olmak yaratıcılık kanallarını aktive eder. İkinci çakra ile sağ beyin işbirliği, ilhamın hayata geçmesine yardımcı olur. Geçmişe bu anlamda negatif bakan kadın menopoz sırasında kızgın ve öfkeli olabilir. Hayatın "boşa harcanmış" olduğu hissi ağır basabilir. Kaybolan hayatı telafi etme çabası bu süreçte yorucu olabilir, dikkat edilmelidir.

Eril Enerjinin Hastalık İfadeleri

Bir erkeğin eril enerji ile ilgili tüm pozitif ve negatif inançları, bilgileri ve bilinçaltı kayıtları cinsel yaşamını etkiler. "Erkek" kelimesine, erkek gibi görünmeye, erkek sözüne nice anlamlar yüklenmiştir. Koruyup kollayan, eve ekmek getiren, sokakta mücadele eden olduğu kadar şiddet uygulayan, sorumsuz, güvenilmez tarafları da sürekli dillendirilir. Özellikle de bizim gibi ülkelerde erkek çocuk ve toruna çok fazla anlam yüklenir. Bir hamilelik ihtimali bile ebeveynlerde "erkek olsun" sinyallerini üretir. Çoğunlukla aileye yeni katılacak bireyin erkek olması talebinin kontrolsüzce DNA'dan geldiğini görüyoruz.

Sünnetin Travmaları

Sünnet törenine yüklenen anlamlar da sıkıntıya sebep olur. Sünnetin yöntemleri, çekilen acı, herkesin ortasında çıplak kalmak gibi birçok konu derin travmalara sebep olur. İşin bu kısmı da ayrıca çözülmesi gereken bir konudur. Sünnet olan çocuğa, "Erkek oldu, adam oldu," gibi sözler söylenir. O zaten erkek olarak doğmuştur, sünnet ile erkek olmamıştır. Sadece sünnet olmuş bir erkektir artık. Penisi ile ilgili bir operasyona bunca anlam yüklenince çocuğun aklı ve kavramları karışır. Sünnet için yapılan organizasyon, toplanıp onu alkışlayanlar, hediyeler gibi birçok şey düşünüldüğünde bilinçaltı kayıtlarında tuhaflıklar olmasını normal karşılamak gerekir.

> Çocukluğunda en büyük alkışı penisin kesilme töreninde alan çocuğun başarı kavramının "yüksek not" olması beklenemez. Büyüyüp penisin işlevlerini keşfettikçe, bunları alkış alma yöntemi olarak kullanma çabasının altında yatanları anlamalıyız.

Travmanın bir başka yönü ise başkalarına bunlar yapılırken izleyen fakat kendisine yapılmayan çocuklarda görülür. Onlar da penis sahibidir fakat bu organizasyonlar onlar için yapılmamıştır. Bu durumda da çocuk değer duygusu, erkekliğin anlamları, ailenin gücü gibi kavramları sorgular.

Pornografi Bağımlılığı

Cinselliğin pornografiden öğrenilmesi ilişkiye yüksek beklenti yükler. Pornografide güzellik, çekicilik çok yüksektir. Bir yandan sınırlar yoktur. Bu sanal yol ile gerçek arasındaki farklılık erkeği porno bağımlılığına iterken derin bir arayış ve hayal kırıklığı yaşatır. Tatmin düzeyi, yaşayamayacağı sanal bir dünya içinde yüksek, gerçekte ise oldukça düşük olabilir. Zamanla kendini tatmin etmenin farklı yollarını aramaya başlayabilir.

Bu bakışla erkeklerin cinsel ilişkide yaşadığı sorunların altında yatan duygusal, ruhsal, bilinçaltı sebeplere göz atalım.

Erken Boşalma

Bu sorunun sebeplerinden birisi; erkek eril enerjiyi çok fazla kullandığı zaman içinde duygunun da olması gereken cinsel ilişki ruha uymaz ve hemen bitsin ister. "Hemen bitsin," çoğu zaman erkeğin farkında olduğu bir yönelim değildir.

Erken boşalmanın diğer sebebi de duyguyu fazla kullanmaktır. Bu sefer de yoğun duygu ilişkiye hâkim olur ve ilişki hemen sonlanır. Duyguların kontrolü ve dengenin sağlanması etkili olacaktır.

Annesi sürekli mutsuz olan ve ona çok üzülen erkekler cinsel ilişki sırasında partnerinin mutsuz olduğunu hissederse devreye başka duygular girer ve erken boşalma yaşar. Anne ve kadın kavramları arasında kurulan ilişki çok önemlidir. Bu kavramları birbirinden ayırmak kalıcı bir çözüm olabilir.

Haz duygusunu yönetememek ve bedeni salıvermek de etkenlerden biridir. İlişki sırasında alınan haz yüksek ve bedenin haz eşiği bunun altında ise erken boşalma yaşanır. Bedenle konuşup yaşadığı hazzın tadını çıkarması söylenebilir.

Sertleşme Sorunu

Ergenlikte başlayan kendini ispat çabası, arkadaşların çoğunlukla asılsız cinsel deneyimlerine yetişme, hatta üstüne çıkma gayreti, tek başına ya da partneri ile birlikteyken kendini başkalarına da kanıtlama arzusu sertleşme sorununa neden olabilir. İlişkinin katığı olan "sevgi" yerini hırsa bırakır. Dinlediği hikâyelerle baş edemeyeceğini düşünmek ve kendini geriye çekmek de nedenlerden biridir.

Her bedenin saati ve ritmi farklıdır. Hazır olmadan başlanan cinsel aktiviteler yetersiz durumlara sebep olur. Başlangıçta üst üste yaşananlar beden tarafından "bu kadar" diye kayıtlanıp böylece devamı sağlanır.

Cinsel deneyime akranlarına göre çok geç başlayan kişilerde zaman kaybettikleri için etrafa ve kendine kızgınlık başlar. Kızgınlık yine haz ve sevginin önüne geçer. Sertleşme sorunu olarak da kendini ifade eder.

Yine ergenlikte olmadık zamanlarda yaşanan sertleşmeler ile ilgili küçük düşme, aşağılanma, dışlanma gibi sorunlar yaşamış erkeklerde de utanç ve bedene kızgınlık aniden sertleşme sorununa dönüşebilir.

İnsan olarak yeterliliğini sorgulayan ve bunun egosal tarafına yenik düşen bazı erkekler kendilerini yetersiz görmenin bir kanıtı olarak hiç farkında olmadan cinsel yaşam performansını da düşürebilir. Her yetersiz ilişki sonrasında ego içeriden, "Gördün mü, yetersizsin işte!" diye seslenir. Bu hali ile depresyon nedenidir.

Eşini aldatan erkeklerde eşe karşı suçluluk duygusu ilişki sırasında kendini geri çekmeye ve aktif olamamaya sebep olabilir. Anlaşılmasından korkmak, diğer ilişkide aldığı yüksek hazzı yaşayamama endişesi, suçluluk, kendini aciz hissetmek gibi birçok duygu bedenin ve cinsel organın kendini geriye çekmesi ile sonuçlanabilir.

Yaşamın zor olduğunu düşünen ve başarısızlık korkusu olan erkeklerde yaşamın parçası olan cinsel ilişkinin başarısı da tedirginlik yaratabilir. Sertleşme sorunları için de iyi bir zemin hazırlar.

Penis Küçüklüğü

Erkek olmaktan ve erkekliğin getirdiği hallerden derin bir şekilde korkmaktır. Erkek cinsel gelişimin basamaklarında bir yerlerde takılıp kalmış ve kim bilir hangi sebepten cinsel organının büyümesini durdurmuştur. Akli bir durdurma değildir. Genellikle korkunun etkilediği bilinçaltı bir durdurmadır. Örneğin cinsel ilişki yaşayan anne babasının sesini duymuş ve korkmuş, çıkan sesleri vahşice bulmuş olabilir. Bunu kimseye yapmamaya farkında olmadan yemin etmiş olabilir.

Çok prensipli büyütülen ve buna uyan çocuklarda cinsel ilişki o prensiplerin dışında kalabilir. Öğrenilen ve onca zaman kabul edilen prensiplerin dışına çıkmak onu çok zorlar. Bu zorluğu yaşamak yerine hayatından tamamen çıkartmak daha kolaydır. Gelişimin evrelerinde bu kararı yine bilinçaltı katmanda vermiş olabilir.

Çocukluk ya da ergenlik döneminde bir başkasını taciz eden erkeklerde zamanla gelişen suçluluk duygusu da kendini cezalandırma yöntemi olarak penis küçüklüğüne sebep olabiliyor. Miras bırakmamak adına bu kayıtların mutlaka temizlenmesini tavsiye ediyoruz.

Prostat Hastalıkları

Bilgimizde erkek olmak güçlü olmakla eşdeğerdir. Erkek aile içinde, işinde ya da sosyal hayatta gücünü kaybettiğini düşündüğü zaman ortaya çıkan bedensel ifade prostat büyümesidir. Yaş ilerledikçe geçmişi sorgulamak, "Neydim ne oldum?" diye kaybolan gücüne üzülmek, "Kendim için bir şey yapmadım," düşüncesi, "Ne yaptıysam karımı memnun edemedim," kırgınlığı prostat sorunlarına sebep olur. Hele ki emeklilikle gelen atıllık, kendini işe yaramaz hissetmek hızlı bir ilerlemeyi getirebilir. Anın tadını çıkarmanın yollarının bulmak, sosyal sorumluluklarda rol almak, yapamadıklarından yapılabilir olanların peşine düşmek gibi önerilerde bulunabiliriz.

Kutsal Kadın / Madonna Sendromu

Erkeğin saygı ve hayranlık duyduğu kadınla cinsel ilişki yaşayamaması halidir. Anneliğe çok kutsal olarak bakan erkeklerde, eş anne olunca cinsel yaşam etkilenir. Eşi anne olduktan sonra cinsel ilişki yaşayamayan erkek kendi iç dünyasında sorunlar yaşar. Eşi ise bu sırada istenmediğini düşünmektedir ve evlilik tehlikeye girer. İşin ilginç yanı ise doğan çocuğun fark edilmeden bu durumdan etkilenmesidir. Kendini suçlu hisseden çocuk bilinçaltında farklı sorunlara neden olacak kayıtlar oluşturur. Doğmakla hata yaptığını, istenmediğini, sevilmediğini, anne babasının arasını bozduğunu hissederek kayıtlama ihtimali vardır.

Kadında ve Erkekte Cinsel İsteksizlik ve İktidarsızlık

İlk insandan bu yana önemi hiç değişmeyen cinsellik; hakkında konuşulan onca şeyden ve üzerine getirilen yasaklardan çok etkilenmiştir. Ne yazık ki atalardan akan DNA'mız hepsini tutmaya devam eder. İçinde çıplaklık, yasak, günah ve ayıp gibi kavramları yoğun olarak barındıran bir cinsellikten kaçmak, kaçınmak oldukça normaldir. Kaldı ki Yaradan her an hepimizi görür ve ne yapıldığını bilir. Onun karşısında cinsellik yaşamak oldukça rahatsız edicidir birçokları için. Tüm bunları değerlendirdiğimizde korku bu konuda da başı çeker.

Yolu ve yönü sevgi olması gereken cinsellik günümüz dünyasında büyük bir ekonomik pazar halini almıştır. Tek eşli yaşamak birçokları için oldukça zordur. Her anlamda cinsellik "kontrolü kaybetmek" anlamına gelir. Cazibe, çekicilik ve kurallar arasındaki kontrol, çıplaklık ve giyiniklik arasındaki kontrol, duygu, haz ile düşünce arasındaki kontrol... Söz konusu cinsellik, kontrol ve kaybetmek ise sayısız alt başlık çıkabilir.

Çıplaklık olayın diğer bir boyutudur. Çıplaklık; fiziksel olarak çıplak olmanın yanı sıra kendini savunmasız hissetmek, tamamen açık olmak, ifadeden kaçınamamak, duygusal ve ruhsal açıklık da içerir. Günlük hayatın içinde kendini korumaya çalışan ve maskelerin, kıyafetlerin, etiketlerin arkasına saklayanlar için cinsellik zordur. Öylece olduğu gibi ortada olmak, temasa ve hazza açık olmak bu tarz kişiler için kolay yönetilemez.

Bir kadın yeterince dişi değilse ve eril enerjisini daha fazla kullanıyorsa cinsel hayat olması gerektiği gibi olamaz. Kadın kendini teslim edemez ve bir erkeğin onu tatmin etmesi oldukça zordur. Aynı durum erkek için de geçerlidir. Dişil enerji öne çıkarsa cinsel isteksizlik söz konusu olur. Böyle durumlarda kişiler daha çok kendi kendini tatmin etme yoluna gider.

Kadını dışlayan toplumlarda dişil enerji pasif hale gelir. Bu durumda cinsellik hayatın içinde birinci sırada değildir; istek yerine görevdir. Toplum birlikte tatmin olmak yerine güçlü olanı tatmin etmeye yönelmektedir.

Erkeğe dayatılan saldırganlık, bünyeye almak, sahip çıkmak gibi birçok konu cinsellikte de etkisini sürdürür. Erkek için cinsellik gücün ifadesidir. Etken olmak, hâkim olmak, soyun devamını sağlamak gibi iktidar ve otorite konularını tek başına toplar. Hal böyle olunca cinsel iktidarsızlık güçsüzlük anlamına gelir. Erkek dayatılan hallerden hoşlanmıyor ve öyle olmaktan çekiniyorsa yani toplumun istediği kadar "erkek" değilse iktidarsızlıkla karşılaşmak mümkündür. Kadının şeytan olduğuna inanan ve ondan korkan erkeğin de eril enerjisi çekimser kalır ve iktidarsızlık yaşanması mümkündür.

Bir yandan da eksik, yetersiz ve hatalı cinsel yaşam bilgisi ile dolan erkekler kendi bedenlerini tanımadan kadın bedenini hırpalamaya başlayabilir. Uyum ve denge içinde olması gereken ilişki azaba ve kaçınılması gereken bir eyleme dönüşür. Ne yazık ki bu eylemlerin acısı ve bilgisinin eksikliği de DNA ile gelecek nesillere de akar.

Cinsel yaşama bakış açısı, ailenin yetiştirme tarzı, deneyimler ve hikâyeler cinsel ilişkinin seyrini ve isteği çok etkiler. Burada en çok da deneyimlerin içindeki tacizlerin önemini vurgulamak gerekir. Sayısı küçümsenemeyecek kadar çok olan çocuk tacizi yaşamın ilerleyen kısmını çok etkiler. Cinsel hayattan uzaklaşma, dünyaya çocuk getirmek istememe, "Benim başıma gelenleri çocuğum da mı yaşayacak?" korkuları ile ilişkilerin içinde aşırı güvensiz tutumlar sergilemek, erkekleri tehdit unsuru görmek ve reddetmek gibi çok çeşitli sonuçlara yol açar.

Hikâyesinde tacize uğramak ya da tacize uğratmak olan kişilerin bu konuda mutlaka yardım almalarını öneririz çünkü tahribatı oldukça derindir. Bu nesilde taciz konusunun temizlenerek kapanmasına niyet ediyoruz. Çocuklarımıza ve sonrasına temiz kayıtlar ve bilinçler bırakalım.

Kadında ve Erkekte Kısırlık

Bir kadın çocuk doğurmak istiyor ama hamile kalamıyorsa ya farkında olmadığı çok kuvvetli bir direnç ve korkuya sahiptir ya da gerçekten çocuk sahibi olmak istemiyordur. Bir erkek de çeşitli sebeplerle çocuk sahibi olmaya karşın korkular geliştirmiş ve baba olma sorumluluğu gözünde büyüyorsa −ki bu karar çocukluk döneminde verilir genellikle − kısırlık gündeme gelebilir.

Kısırlık gen ile aktarılmaz. Bu durumun sebepleri çeşitlidir ve ayrıca irdelemek gerekebilir. Çocuk doğurmaya karar vermeden önce kürtaj ile çocuk ya da çocuklar aldırmış bir kadın suçluluk duygusu ile yeni bir çocuğu hak etmediğini bilinçaltı ile şekillendirmiş olabilir. Kendine ceza biçmiş ve hamile kalamıyor olabilir. Kürtaj işlemi çok zor bir deneyim olduysa tekrarından korkan kadın da hamileliği reddedebilir.

Çocukluk (0-7 yaş) döneminde, özellikle de uyurken yanında konuşulan doğumun ve çocuğun zorluğu gibi hikâyeler hem kadınlarda hem de erkeklerde çok etkili olur. Bu zorluğu kayıtlayan erkekler çok sevdiği kadın doğumda zorlanmasın diye bilinçsiz (bilinçaltında) tarafta kısır olmayı seçebilir.

Erkek gibi dediğimiz eril enerjisi çok yüksek kadınların hamile kalmaları zor olur. Enerjinin bedenle uyumsuz hali yumurtalıkları işlevsiz bırakır. Aynı şekilde dişil enerjisi yüksek erkeklerin bedeni de uyumsuzluk yaşar ve sperm döllenmeye yetecek seviyede olmaz.

Erkekliğin tıkanması, erkek olarak çözümler üretememek, "Sen de adam mısın?", "Senden kadın olurmuş, yanlış olmuşsun.", "Bu evde erkek yok," gibi sözler zamanla testislerdeki toplardamarda varise sebep olur ki, bu kısırlık için yeterli bir sebeptir.

Çocuk sahibi olmanın zorluğu ve keyfi konusunda sonsuz kere sonsuz konuşmalar dinlemişizdir. Filmler, diziler, aile toplantıları, şehir içi otobüslerdeki sohbetler... Farkında olmadan bu zorlukla ilgili kayıtlar bilinçaltımıza yerleşebilir. Hatırlayalım ki, 32 odası olan bir ev gibiyiz. Hangi oda hangi bilgiyi nasıl kayıtlıyor, peşine düşmedikçe bilemiyoruz. Kayıtlar yaşamda karşımıza çıkan sorunlardan ele veriyor kendini.

Tüm bunlarla birlikte atalarımızda yaşanan iyi ve kötü mirasların aktarıcısı olan DNA'yı da ciddiye almak gerek. Çocukların zarar görmesi, ölmesi, kaçırılması gibi atalarımızın sebep olduğu olayların bedeli ödenmediyse, kuşaktan kuşağa geçerken aile bireylerinden bazılarının bedel olarak çocuksuz kalması gerekebilir. Bu eşleşmenin neden olduğu sorulur hemen. "Neden ben?" denir. Bu da bir tesadüf ya da rast gelelik sonucu değildir. Burada ruhsal seçimlere dönmek gerekir.

Tacize uğramış olmak da cinsel hayatı etkilediği gibi doğurganlığı da etkiler. Kadın da erkek de çocuğunun aynı şeyleri yaşamasından korkup doğurganlığını kapatabilir.

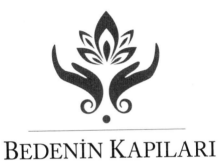

BEDENİN KAPILARI

Eller, Ayaklar ve Dişler Bize Neler Anlatıyor?

Soru-Cevap

Avuç içinde kaşıntı gerçekten para geliş gidişine mi işaret ediyor?

Halk arasında "Sağ sağlık, sol varlık," ya da "Sağdan gelir, soldan gider," gibi inançlar vardır. Beden sisteminde sol el; yardım, destek, iyilik, bilgi, para... almaktır. Sağ el ise tüm bunları iyilik, sevgi ve rıza ile vermektir. Avuç içi kaşıntısını bedenden içinde olduğunuz durum için bir mesaj olarak düşünebilirsiniz.

Parmakta ani sancı, parmağı vurmak, kesmek, yakmak ne anlama geliyor?

Her parmak organla ya da bedenin bir işletim sistemi ile bağlantılıdır. Herhangi bir parmak dışarıdan bir müdahale alıyor ve sorun yaşıyorsa bağlı olduğu organ ya da işletim sisteminde bir sorun yaşanıyor demektir. Yani içeride bir şey ters gidiyor, kişi bu durumu anlamıyor ve dışarıdan alınan bir müdahale, can acısı içerideki durumu anlatıyordur. Duygu ve düşünce bağını da göz ardı edemeyiz. Hasar alan nokta hangi duygunun yerleşim yeri ise o konuda bir aşırılık ya da azlık var demektir. Örneğin; sağ el ortaparmaktaki şişlik ve sancı Kök Çakra ve kan dolaşımı hakkında bir sorun olduğunu söyler. Aynı zamanda çevreden gelen eleştirilere beslenen öfke de orada birikir.

Tırnaklarda mantar, kuruma, kırılma, dolama gibi sorunların nedeni nedir?

Tırnaklar bazen bedenin tüm sistemlerinin doğru çalışıp çalışmadığını tek başına ifade edebilir. Bedenin akışı ve işleyişi sağlıklı ise tırnaklar da sağlıklıdır. Aynı zamanda "tırnaklarımla kazıyarak geldim/yaptım" gibi mücadelenin anlatım şeklidir. Tırnakta oluşan sorun, bağlı olduğu parmağın da konusudur. Bütünsel yaklaşmak daha doğru olur. Hangi tırnakta olursa olsun mantar, sedef, lekelenme gibi sorunlar bedenin iç ve dış dinamiklerinin işleyişinde bir aksama olduğunu anlatır.

Doğuştan parmak, tırnak eksiği, tırnakta şekil bozukluğu olması ne anlama geliyor?

Bunların her biri kendi içinde ayrı ayrı değerlendirilebilir. Ortak noktaları ise bu hayatta öğrenmemiz gereken konulara dikkatimizi çekmektir. Örneğin, sürekli çocukluğundan şikâyet eden, geçmişi affedemeyen ve birbirlerine de çok kızgın bireylerden oluşan bir aile düşünelim. Bu aileye sol el serçeparmağında doğuştan sorun olan bir bebek doğar. Çok mutlu bir bebektir ve yaşananlara rağmen mutlu kalmayı başarır. Bu sırada dalga geçilmek, alay edilmek gibi hallerle savaşmak zorunda kalabilir.

Bunlarla baş etme deneyimi ona aittir. Diğer yandan çocuklarına alay edilmemesi gerektiğini öğretme deneyimi de çevresindeki ebeveynlere düşer. Aile ise bir uzvun eksikliğine rağmen mutlu olan çocuğu gözlemleyerek kendi çocukluklarını affetmeye doğru yönlendirilmektedir.

Kaza sonucu el, ayak, parmak ya da tırnak kayıpları ne anlama geliyor?

Burada ruhsal seçimlere ve bilinçaltı kararlara dönmek gerekir. Kişisel ele alınması gereken bir konudur. Genel bir anlatım yapmak gerekirse, kaybedilen uzvun konusuna giren duygu ve düşüncelerle ilgili umutsuzluk, kullanılmayan yeteneklerin küskünlüğü gibi konular akla gelir. Sonuçta yeni yöntemler bulmak ve ortak bilince katkı sağlamak söz konusu olabilir. Uzuv ya da organ DNA tarafından tanındığı için konusu her zaman aktiftir. Bedenden ayrılan parçaların konuları çözümü beklemeye devam eder. Bu nedenle DNA ile düşünce ve duygu bağı kurmak her zaman önemlidir.

Eller

Elde siğil çıkması ne anlama geliyor?

Kullanılmayan yeteneklerin varlığını anlatan içses duyulmadığı zaman beden çaresiz siğil üretir. Diğer bir sebebi de özellikle çocuklarda bir şeyi dilediği kadar iyi yapamama ve aşağılanma korkusudur. Zaman zaman yetişkinlerde de bu duygulara rastlarız. Örneğin resim yapmak isteyen ama dilediği gibi yapamayan çocuk, arkadaşlarının ve öğretmeninin eleştirisinden korkup yeteneksizliğine ve resim çizemeyen ellerine çok kızarsa elinde siğil çıkabilir.

El derisinin kuruması ve eller üzerindeki lekeler neyi ifade ediyor?

Eller en aktif uzuvlarımızdır. Her işi yaparlar fakat sahipleri bazılarını yapmak istemez. Eylem olarak sürekli yapılan fakat içsel olarak istenmeyen işlere karşı kuruluk, deri dökülmesi, çatlama, lekelenme gibi tepkiler oluşabilir. Rutinin içinde, vazgeçilmez gibi görünen bu işlere karşı içsel algının değişmesi ile bu tepkiler ortadan kalkacaktır.

Ellerimizin ve parmaklarımızın organlarla bağlantısı var mı?

Parmakların sağı ve solu birçok konuyu temsil eder. Bununla birlikte avuç içinde bedenin geneline dair bir tablo vardır. İki parmağı birbirine bağlayan bölgeler aynı zamanda her iki parmağın konularını da birbirine bağlar; iki konu ve işlev arasında köprü olur. Örneğin, başparmak ile işaretparmağının arasındaki bağlantı bölgesi akciğer ve yaşamsal konularla ilgilendiği kadar geçmişe bağımlılık ve para sorunlarını kapsar. Baş ağrısında bu bölgeye masaj yapmak akciğeri ve kalınbağırsağı rahatlatıp gerginliği azaltır.

Tırnak yemek ne anlama geliyor?

Ebeveyne duyulan kızgınlık ve kırgınlıktır. Bilinçli ya da bilinçsiz duygular olabilir. Ailede şiddete maruz kalan çocuklarda daha fazla görülür. Genellikle çocukluk evresinde başlayan tırnak yeme eylemi, duygular çözülmediği sürece yetişkinlikte de devam edebilir. Aile içi şiddet; fiziksel, ruhsal, duygusal veya sözel olabilir. Diğer yandan küsmek ve sevgi alışverişini kesmek, sevgiyi şartlara bağlamak da oldukça ağır şiddet şekilleridir. Yok saymak, dövmek, sadece yapmadıklarını görmek, uğursuz ilan etmek gibi haller de şiddet kavramının içine girer.

Alyansın yüzükparmağına takılması bir tesadüf mü?
Hiçbir şey tesadüf değildir. Eş seçimi ile ilgili duyguların meridyeni sağ ve sol elde dördüncü parmaktır. Tüm dünyada ortak ifade olan "evlilik yüzüğü" doğru yerde, eş seçimi duygularının meridyenindedir.

Sağ veya sol el kullanmak neyi ifade ediyor?
Beynimizin sol tarafı sağ el ile birlikte "vermek" konusunda; beynimizin sağ tarafı ise sol el ile birlikte "almak" konusunda çalışır. Kitabın sonunda yer alan Beden Haritası'nda diğer konuları da görebilirsiniz. Bir elini aktif olarak kullanırken diğerini pasifleştiren kişi o elin payına düşen kavramları da pasifleştirir. Dünyanın en zeki insanları iki elini de aynı şekilde kullanabilenlerdir.

El enerji aktarımı için ne şekilde kullanılır? Elde sorun olduğunda şifayı nasıl verebiliriz?
Avuç içleri ve parmak uçları şifanın aktarım merkezlerindendir. Kişisel, evrensel ve ortak bilince bağlı tüm bilgi avuç içlerinden akar. Düşen çocuğun dizini elleriyle ovması, annenin çocuğun ağrıyan karnını ovalaması tesadüf değildir. Eller kullanılmayacak durumda ise gözler, ses ve ayaklar aracılığı ile şifa aktarılır. Evrensel Şifa Uyumlaması sırasında eller, gözler, ses ve ayaklar şifa kanalı olarak tanımlanır.

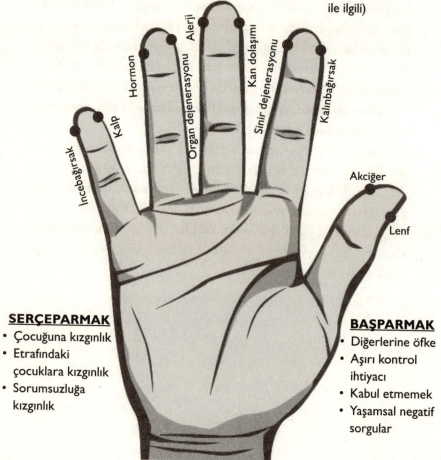

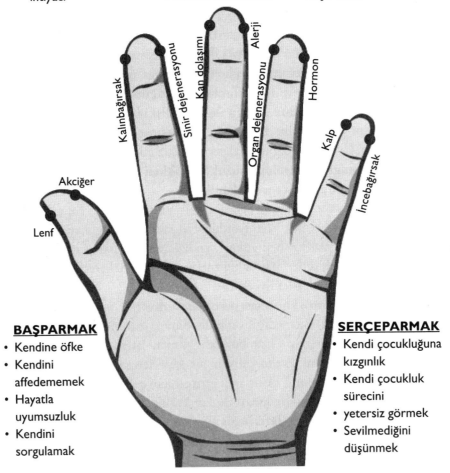

Ayaklar

Ayak tabanında kaşıntı gerçekten yola mı işaret ediyor?
Daha çok bedenin "topraklanmaya" duyduğu ihtiyacı anlatır. Toprağa basarak bedenin biriktirdiği negatif yoğunluğu atma zamanının geldiğini söyler. Bir yandan da ortak bilinçte "gitmek" olarak tanımlanan ayak altı kaşıntısı yoğunlaştığında aidiyet duygusunun, "Olduğum yerden mutlu muyum?", "Buraya ait miyim?" gibi sorularla irdelenmesini önerebiliriz.

Ayak parmaklarında nasır çıkması nasıl açıklanabilir?
Olduğu noktanın konusuyla ilgili katılaşmaya işaret eder. Sol ayak serçeparmak kişinin kendi çocukluğunu, orada çözülmeyen bir şeyler olduğunu ve ilgilenilmesi gerektiğini anlatır. Sağ ayak serçeparmak ise kişinin çocuğu ile ilgili ilişkide eksiklik endişesi yaşadığını gösterebilir. Duygunun katılaşması nasırlaşmaya yol açar ve bağlı olduğu organı fazlaca olumsuz etkiler.

Herhangi bir fizyolojik bozukluk yokken ayağını basamayan bir çocukta ne gibi bir sorun olabilir?
Bu dünyaya olan aidiyetle ilgili bir sorun olabilir. Toprakla, dünyaya temas etmek istemiyordur. Dikkati sürekli gökyüzünde olan çocuklar vardır; hep yukarı, yıldızlara, Ay'a bakar ve oraya gitmek ister gibidirler. Basmakta zorlanırlar, çünkü kendilerini bu dünyaya bırakmak istemiyorlardır.

Ayak derisinin kuruması neye işaret ediyor?
Var olmak istemediği yerlerde olmak zorunda kalmanın sonucudur. Örneğin, "İstanbul'dan gitmek istiyorum, buranın trafiğine dayanamıyorum," diyen bir kişi her sabah, "Yine mi İstanbul'da uyandım," diyor ama gitmek için çaba sarf etmiyorsa ayakta deri döküntüleri, kızarıklıklar, kuruluklar olabilir.

Ayağın tüm organlarla bağlantısı var mı?
Beden her bir noktadan ulaşılabilen çok kapılı bir bina gibidir. Ayak da tüm organlarla bağı olan kapılardan biridir. Diğer

kapılar ise kulaklar ve ellerdir. Refleksoloji haritası ayak altında organların bağlantı noktalarını bize anlatır.

Ayak şifa vermek için kullanılabilir mi?

Bedene açılan kapılar her zaman şifa için kullanılabilir. Ayaklar bastıkları her yere, her şeye ve var oldukları her ana şifa aktarabilirler. Aktardıkları şifayı da geri toplarlar.

Halluks valgus (kemik çıkması), düztabanlık, topuk dikeni gibi ayak hastalıkları neden ortaya çıkıyor?

Başparmakların yanından çıkan kemikler direncin ve ayak diremenin göstergesidir. Düztabanlık ilerleyememenin farklı bir ifadesidir. İçinde bir miktar çabasızlık ya da kadersizlik anlayışı da vardır. Kişi, hayatın kendisini bahtsız olarak seçtiğini ve hep ona yüklenildiğini düşünüyorsa topuk dikeni kendini gösterebilir. Durup durup onu rahatsız eden hayatla, her adımında batan topuk dikeni birbiri için paralel anlamlara sahiptir.

Ayağın toprakla direkt teması neden önerilir?

Ayak altları topraktan enerjiyi alır, bedende işletir ve geri verir. Sağ ayak "vermek", sol ayak "almak" için kullanılır. Toprağa temas etmek ayakların doğasının hatırlanması ve alışverişi kendi bilinci ile yapması için gereklidir. Toprak bedenimizdeki negatif enerjiyi, birikimi alır ve kendi içinde dönüştürür. Ayaklarımız bu aktarımı yapan kapılardır.

Tırnak batması ne anlama gelir?

Beden, tırnağın battığı noktanın bağlantılı olduğu konu hakkında çok yorulduğu ve bu konuya can acısı ile dikkati çekmeye çalıştığını söylüyordur: "Bu konuda oyalanmandan sıkılıyorum, artık halledelim." Örneğin, sağ ayak başparmağında tırnak batması varsa endişe ve öfkeden uzaklaşmak gerektiğine dikkat çekmeye çalışırken, sol ayak ortaparmaktaki tırnak batması ise "Kendine acıyarak oyalanma," diyordur.

SAĞ AYAK

İŞARETPARMAĞI
- Güvensizlik
- "Haksızlığa uğradım."
- "Diğerlerine güvenmiyorum."
- Sisteme güvenmemek
- "Hayat zordur."
- "Şanssızım."

BAŞPARMAK
- Diğerlerine kızgınlık
- Adım atmak istememek
- "Ben durayım herkes bana gelsin."
- Gelecek ile ilgili yoğun korku, endişe ve öfke
- Yargılamak ve kınamak

ORTAPARMAK
- "Diğerleri bana güvenmez."
- "Fiziksel görüntüm yetersiz."
- "Beni kimse beğenmez."

YÜZÜKPARMAĞI
- Biriktirme ihtiyacı
- Eş olarak, "Doğru insan beni bulmaz."
- Eşe ve ilişkiye güvensizlik

SERÇEPARMAK
- Çocuklarla ilgili sürecin zorluğu ve mutsuzluğuna inanç
- Çocuk doğurmamaya kızgınlık
- Gelecekte çocuklardan sevgi alacağına inançsızlık

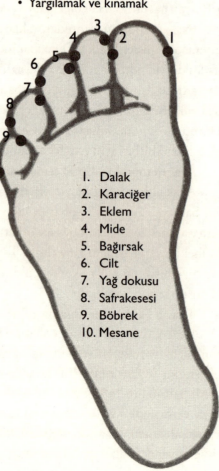

1. Dalak
2. Karaciğer
3. Eklem
4. Mide
5. Bağırsak
6. Cilt
7. Yağ dokusu
8. Safrakesesi
9. Böbrek
10. Mesane

SOL AYAK

BAŞPARMAK
- Geçmişe öfke
- Geçmişte kendine kızgınlık
- Geçmiş tekrarlanacak endişesi
- Hayatına aldığı herkes için kendine öfke
- Kendini sürekli eleştirmek, yargılamak ve kınamak

İŞARETPARMAĞI
- Hayatın karşısında kendini küçük görmek
- Kendini/ruhunu duyamamak
- Güvensizlik
- Kendi ile iletişimsizlik
- Yaptıklarını ve yapamadıklarını sindirememek

ORTAPARMAK
- Haksızlığa uğradığını düşünmek
- Acınası biri olduğunu düşünmek
- Seçimlerine kızmak
- Kendine acımak

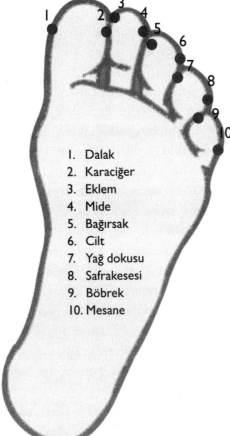

1. Dalak
2. Karaciğer
3. Eklem
4. Mide
5. Bağırsak
6. Cilt
7. Yağ dokusu
8. Safrakesesi
9. Böbrek
10. Mesane

YÜZÜKPARMAĞI
- Kararlarından mutsuzluk
- Doğru eşi bulacağına inançsızlık
- "Hayat bana kötü davranıyor," isyanı

SERÇEPARMAK
- Çocuklarını yeterince sevmediğini düşünmek
- Aşırı sorumluluk duygusu
- Kendi çocukluk mutsuzlukları ve zorluklar
- "Sevgiye layık değilim," duygusu

Dişler

Dişler ve diş etleri; kararlılık, saldırganlık ifadesi olmakla beraber sindirimin ilk aşamasıdır.
Neden otuz iki dişimiz var?

Bedenimiz otuz iki odalı bir ev gibidir. Algı Odası, Yargı Odası, Kilitler Odası, Gereksiz Yeminler Odası, Bilinçaltı Odası, Bağlantı Beden Odası gibi toplam otuz iki odalı bir eviz ve dişler de bu odaları ifade ediyor. Her bir diş odalardan birisi ile ilgili bilgiyi anlatır.

Yirmi yaş dişlerinin işlevi gerçekten yok mu? Çeneye sığmadığı için alınması doğru bir yaklaşım mı?

Bedende hiçbir şey fazla değildir. Her şeyin bir anlamı ve gerekliliği vardır. Yirmi yaş dişleri anne, baba, kardeş, beden seçimlerimize olan duygularımızı ifade eder. Seçimlere kızgınlık var ise dişlerin çıkması zor olur. Alınma gerekliliği hekim görüşü ile onaylanıyorsa sözümüz yok, lakin alınan dişin temsil ettiği seçimle mutlaka barışılmasını tavsiye ederiz.

Diş bakımını düzenli yapan bir insanda çeşitli diş sorunları görülebilirken, hiç bakım yapmayan bir insanda sorun görülmeyebiliyor. Bu durumu nasıl açıklarız?

Diş bakımı sağlık için oldukça önemlidir. Herkesin dişlerine iyi bakmasını, çocuğuna diş bakımını öğretmesini ve yılda bir kez kontrole gitmesini tavsiye ederiz. Bununla birlikte iç huzuru dengede, bilerek ya da bilmeyerek otuz iki odasıyla temasa geçen kişilerde diş sorunu olmayabilir. Dişler bir yandan kararlılığı da ifade eder. Kararlı ve istikrarlı kişilerde diş sorunlarına rastlanmaz.

Geceleri ya da gün içinde dişleri sıkmak, gıcırdatmak neyin ifadesi?

Diş gıcırdatmak, dişleri sıkmak genellikle ifade sorunlarının ve öfkenin bir göstergesidir. Aklından geçenleri söylememenin yanı sıra sizi öfkelendiren kişilere karşı saldırgan davranmamak için kendi kendinize içten saldırmanın bir yolu da dişleri sıkmaktır.

Diş sağlığının hangi organlarla ilişkisi var?

Ağız da eller, gözler, ayaklar gibi bir kapıdır. Bedenin her kapısı bedenin her noktası ile bağlıdır. Dişler tüm organlarla bağlı çalışır.

Kaybedilen bir dişin yerine yapılan ya da sadece estetik amaçlı uygulanan implantlar sorun yaratır mı?

Sağlıklı bir dişin estetik amaçla kesilmesi ve düzgün görünümlü (!) yapay bir malzeme ile kaplanmasını önermiyoruz. Bunun yapılması bağlı olduğu organı rahatsız eder. Organ ile sahibi arasında güven sorunu başlatır. Kaybedilen dişin konusuna bakılmasına ve bedeni neden terk ettiğine, yani öğretisine eğilmenizi tavsiye ederiz.

Diş neden çürür ve kaybedilir? Diş kaybetmek nelere yol açar?

Dişler, konusu hakkındaki sorun fark edilmediğinde, ruhun bu konudaki çabaları sonuçsuz kaldığında ve farkındalık sağlanamadığında yavaş yavaş çürür. Çürüyen diş, konusu ile ilgili öğrenmemenin işaretidir. Dişi kaybetmek konuyu organa bırakır. Fark edilmeyen sorun böylece içeride, ilgili organda daha da büyüyerek devam eder.

Dişin renk değiştirmesinin bir anlamı var mıdır?

Renk ilk başta dişin sağlıklı olup olmadığını gösterir. Yani, sahibi dişin konusu hakkında duyarlı mı değil mi, buradan anlayabiliriz. Bedenin "Bu konuya önem ver," demesinin farklı bir yoludur.

Dolgu, kanal tedavisi ve diş çekimin etkileri nelerdir?

Yeter ki dişin konusu ile barış sağlansın. Dişin çürümesi, farklı müdahaleye ihtiyaç duyması öğrenmenin ne durumda olduğunu gösterir. Hiçbir şey için geç değildir. Kanal tedavisi, dolgu ya da çekim; her ne seviyede yakalanırsa yakalansın duygu ve düşünce her zaman şifalanabilir. Farkındalık her şeydir.

Diş şifası için ne yapmak gerekir?

Bir şifa uyumlaması alıp her fırçalamada dişleri şifalandırabilirsiniz. Arada bir kontrole giderek sorun olup olmadığı görür, sorun var ise tedavinin yanı sıra hemen konusu ile ilgilenirseniz hayatınızı kolaylaştırırsınız.

Dişlerdeki ortodontik bozuklukların (şekil bozukluğu) duygusal nedenleri nelerdir? Diş teli kullanımı neyi, ne kadar düzeltir?

Burada hangi dişin hangi dişi nasıl etkilediği ile ilgileniriz. Yani hangi konu diğerini baskılıyor ya da duruşunda bir bozukluk yaratıyor, ona bakarız. Kişisel olarak değerlendirilmelidir. Diş teli görünüşü düzeltir ama duygularda değişim yaratamaz. Kişi diş haritasına bakıp yorumunu yapabilir. Örneğin, sol alt 3. diş 2. dişe baskı yapıyorsa; geleceğe olan öfke bağlantı bedene baskı yapıyor, görevini yapmasını engelliyor demektir. Kişi, geleceğe öfkesi nedeniyle hayatında olmasına niyet ettiği bazı şeyler ile bağlantıyı sağlayamıyordur ve bu arada sık sık "İsteklerim olmuyor," diye şikâyet ediyordur.

Diş eti çekilmesi ne demektir?

Diş etleri de dişler gibi kararlılığı ve saldırganlığı ifade eder. Kişi kararsızlık yaşar ve geri çekilirse diş etleri de çekilmeye başlar. "En kötü karar kararsızlıktan iyidir," cümlesi halk arasında yaygındır. Kararsız kalıp konudan çekilen kişinin içinde dönen huzursuzluk diş etleri tarafından üstlenilir. Çekilme dişin köklerini ortaya çıkaran bir hal alır. Yani, "Bu konunun derinindeki sebeplerle ilgilen," der sahibine. Kararlılık göstermek çekilmeyi durdurur.

Diş doktoru fobisi için ne yapmak gerekir?

Bilinçaltında kayıtlı bir korkudur. Herhangi bir yaşta izlenen bir film, duyulan bir hikâye ya da yaşanmış bir olay sebep olur. Bilinçaltı çalışmaları ile korku silinir. Kişinin durumuna göre farklı çalışmalar uygulanabilir.

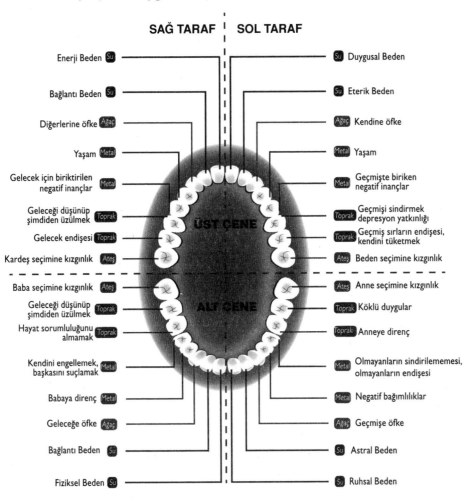

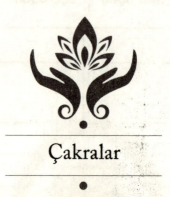

Çakralar

Sanskritçe kökenli bir kelime olan "çakra" dönüş ya da tekerlek anlamına gelir. Vücudumuzda birçok çakra bulunmakla birlikte yedi tane ana çakramız ve her çakranın bedenimizin ön ve arkasında aynı anda hareket eden iki ucu vardır. Saat yönünde ve belli bir hızda uyumla dönüyorlarsa sağlıklı çalışıyorlardır. Ancak bugün yedi çakrası da doğru yönde ve doğru hızda dönen insanlara rastlamak ne yazık ki pek kolay değildir.

Her çakranın iki ucunun bağlantılı olduğu belli konuları vardır. Bu uçlardan birinde dönüş hızı arttığında ya da azaldığında çakranın ilgi alanına giren konularda da bir sorun yaşanıyor demektir. Çakralarınızın dönüş hızlarını ve yönlerini pandül kullanarak ölçebilir ya da bu konuda yardım alabilirsiniz.

Diyelim ki Taç Çakra'mızla ilahi sisteme bağlanarak 10 birim enerji alıyoruz. İdeal olan, bu enerjinin tüm çakraları temizleye temizleye Kök Çakra'dan yere bağlanmasıdır. Yani 10 birimin bedende düzenli işletilmesi gerekir. Bu da ancak tüm çakraların aynı ritimle ve uyumla aynı yönde dönmesi ile mümkün olur.

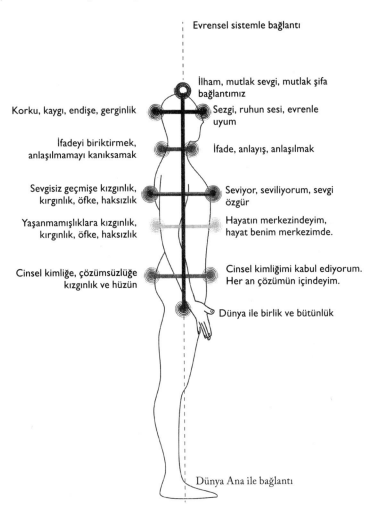

7. Çakra: Taç Çakra

Rengi mordur. İlahi sistemden aldığımız her şeyin bize ilk dokunma ve akma noktasıdır. Şekli bir lotus çiçeğine benzetildiği ve başın üstünde durduğunda taca dönüştüğü için Taç Çakra denilmiştir. İlahi sistemden bize akan, başımızın üstüne dokunup bize geçen enerji, önce auramızı kaplar ve onu onarmaya başlar. Tabii onu bilinçle ve doğru kullanıyorsak. Bu enerji kalp atışından daha hızlı ve hiç durmadan akar. Doğru kullanmazsak boşa enerji harcayan bir jeneratör gibi oluruz.

Taç Çakra aldığı enerjiyi önce sağ beyine verir ve sağ beyin veriyi işleyip hissiyat olarak hemen kalbe iletir.

Taç Çakra'nın hızının zayıf olması öncelikle inanç azlığını düşündürür. Bu zayıflama anlık da olabilir sürekli de. Kişi büyük bir sorun yaşayıp o anda ilahi adalete inancını kaybedebilir. İnancı hep bu yönde ise sürekli bir yavaşlık vardır. Taç çakranın hızının zayıf olması halinde hatırlama sorunları, MS, Alzheimer, Parkinson görülebilir. Durmaya yakın yavaşlaması ise beyin kanamasıdır. Kişi bilinçle ya da bilinçsiz olarak, "Bitti, buraya kadar!" demiş ve sistem kapanmış, sonuç beyin kanaması olmuştur.

Taç Çakra'nın hızlı çalışması halinde düşünceler de hızlıdır. Gelen enerji 10 birimken kişi düşünce sistemini 20 birim alıyormuş gibi çalıştırıyorsa aradaki farkı egosal sistem doldurur. Bu durum kendini tüketmekle ilgili hastalıklar yaratır, sinir sistemine baskı yapar.

6. Çakra: Sezgi Çakrası (3. Göz)

Rengi parlement mavisidir. Ön ucu sezgiyi; arka ucu korku, kaygı, endişeyi tanımlar. Sezgi ve korku düzenli savaş halindedir.

İdeali %30 korku, %70 sezgidir. Oysa insanlık %90 korkularla yaşar.

Sezgiler ilahi sistemin bize fısıldamasıdır. Yalnız olmadığımızı bize anlatan sesler ve hislerdir. Bunları duymayarak ruhumuza, "Hadi oradan," deriz. O da bu durumdan çok hoşlanmaz ve sabırla duyacağımız günü bekler.

Her çakrada olduğu gibi Sezgi Çakrası'nın her iki ucunun eşit, ayrı ritimle, aynı yöne dönmesi gerekir. Az ya da çok çalışması halinde şiddetli baş ve göz ağrıları, kulak zonklaması, burun tıkanıklıkları, sinüzit tabloları oluşur.

5. Çakra: Boğaz Çakrası

Rengi gök mavisidir. Beden ile başı, kalple beyni, düşünce ile duyguyu birbirine bağlayan köprü olan boynumuzda yer alır. Boğaz Çakrası'nın ön ve arkası eşit hareket ediyorsa sorun yoktur. Azlığı ve çokluğu ortalamada aynı sorunlara yol açar.

Kendini ifade etmekten bir sebeple imtina edenler, duyguyu, düşünceyi, ruhtan geleni ifade etmekte zorlanan ya da, "Ben çok dobrayım," diyerek lafını süzmeden konuşanlar eşit sorunlara sahiptir; polipler, tiroitler, faranjit, bronşit, guatır, troit...

Boğaz Çakrası'nın arka ucu enseye denk gelir. "Söyledim, söyleyemedim, yarın söylerim," deyip ertelemeler ve birikimler, yani söylemeyip biriktirdiğimiz her şey ensemize, İfade Çakrası'nın arka ucuna yerleşir. Sonuçları boyun fıtığı, tutulma, düzleşme olabilir. Bu sorunların hepsi ifade boşaltımı ile halledilebilir.

Bir insana söyleyemediğiniz bir şey olduğunda suya anlatın, çöpe anlatın, yazın, bir şekilde bedeninizden çıkartın. Hatırlayın ki içeride tuttuğunuz sürece aura buna sahip çıkmak zorunda kalır ve zararı size olur.

4. Çakra: Kalp Çakrası

Pembe ve yeşil olarak iki renkli tek çakramızdır. Üst gövdemizin bir kısmında ruhsal beden, bir kısmında duygusal beden oturur. İkisinin temas ettiği nokta iki göğsün tam ortası, yani Kalp Çakrası'dır. Duygusal beden pembe, ruhsal beden yeşildir.

Ruh çok yoğun çalışacaksa kalbi yormamak için duygusal bedenle yer değiştirir. Duyusal beden de çok çalışacaksa kalbi yormamak için yer değiştirir. Yani çok çalışacak olan sağ tarafa geçer, çünkü onlar için kalbi yormamak çok önemlidir.

Kalp Çakrası'nın ön ucunda dönüş hızının artışı en az bir insana kuvvetli bir bağımlılık anlamına gelir ve mutlak suretle acı getirecektir. Bu hız, kişinin sevgide ve yaşamda özgür olmadığını da ifade eder. Fazla çalışmanın diğer nedeni koşullu sevgidir. Kişi şartlı sevgi bekliyor ya da veriyor olabilir.

Kalp Çakrası'nın ön ucunun yavaş çalışması ise kişinin sevgi alışverişinin, merhametinin, şefkatinin az olduğunu ifade eder. Kişi ya sevgi alışverişine izin vermiyordur ya da sevgi yerine gücü, bilgiyi kullanıyordur.

Kalp Çakrası'nın arka ucunda meydana gelen yavaşlama ya da hızlanma ise sevgisizlik, özellikle merhamet, şefkat, sadakat konusunda yaşanan hayal kırıklıkları ile sevgi alamadığımız kişilere olan kızgınlıkları ifade eder. Arka uçta biriken "Kırgınım,", "Öfkeliyim," gibi ifadeler zamanla kişiyi kambur hale getirebilir.

3. Çakra: Yaşam Çakrası (Solar Pleksus)

Rengi sarıdır. Bedende en çok alana hâkim olan, en geniş çakramızdır. Karın bölgesine denk gelir ve buradaki tüm organlarla bağlantılıdır. Konusu yaşamın merkezinde olmaktır. Yaşamın bir oyun olduğunu kabul etmek ve bu oyunun kurallarını kişinin kendisinin koyduğunu bilmesi gibi anlamları vardır. Kısaca, yaşamla aramızdaki bağı ifade eder.

Yaşam Çakrası'nın arka ucu belin çukur kısmını içine alır. Yaşanmamışlıklara ve bazı yaşanmışlıklara olan kızgınlık, kırgınlık gibi duyguları biriktirir. Karın boşluğunda yer alan organlar olan mide, böbrekler, dalak, safrakesesi, karaciğer, pankreas ve bağırsaklar ile ilişkilidir. Bu organların, Yaşam Çakrası'nın fazla hızlı ya da fazla yavaş dönmesi ile bağlantılı olan negatif konularını önceki bölümlerde uzunca anlatmıştık.

2. Çakra: Yaratım Çakrası

Rengi turuncudur. Kadınlarda rahim, erkeklerde mesaneye denk gelir. Sağ beyin ile birlikte çalışır ve cinsel kimliğimizin ifade şekillerindendir. Konusu yaratıcılıktır ama asıl işlevi çözümdür. Hayatta ancak fikir, duygu, yol, yöntem yaratarak, üreterek çözümler buluruz.

Yaratım Çakrası'nın ön ucu zayıf çalışıyorsa kadınlarda miyomlar, polipler, kistler, yumurtalık sorunları ve rahim sarkması gibi sorunları üretir. Âdet düzensizlikleri, âdet sancıları ve erken menopoz da bu çakranın konusudur. Erkeklerde prostat ve cinsel ilişki yetersizlikleri en çok rastlananıdır. Bu sorunlardan bazıları ön ucun hızlı çalışmasında da geçerlidir. Yaratım Çakrası'nın ön ucunun hızlı çalışması ise cinsel enerjiyi gereğinden fazla aktive eder.

Yaratım Çakrası'nın tam bel çukuruna denk gelen arka ucu zayıfsa veya hızlıysa kişinin cinsel kimlik seçimine ya da geçmişte çözüm üretemediği zamanlara ait kendine veya diğerlerine kızgınlık söz konusu olabilir. Bu durumun bir diğer konusu da özellikle aile fertlerini ilgilendiren konularda arada kalmaktır. Arka uçtaki dengesizlik bel fıtığı ile sonuçlanır.

1. Çakra: Kök Çakra

Rengi kırmızıdır. Kuyruk sokumunun ucuna denk gelir. Taç Çakra'nın, yani ilahi sistem ile bağlantımızın diğer ucudur. Sol beyinle çalışır. Dünya hayatımızla ve hayat amacımızla ilgilidir. Hayat amacımızı ifade etme şeklimizi anlatır. Kan ile bağlantılıdır. Dolaşımdaki sorunlar bu çakranın konusudur.

Kök Çakra'nın hızı yavaşlarsa kişinin bu dünyada yaşama isteği azalır, kansızlık oluşur. Hız artarsa kişide kan fazlalığı oluşur. Toprakla çok uğraşan insanların Kök Çakraları hızlanır, büyür. Bu nedenle toprakla çok uğraşılan bölgelerde dini inançlar daha yoğundur. İbadet aracılığı ile Kök Çakra'daki büyümeyi Taç Çakra'ya aktarma ve denge kurma çabası vardır. Sürekli göksel âlemlerle uğraşanların Kök Çakraları zayıflar, Taç Çakraları büyür. Bu kişilerin topraklanmak için parasız kalmaları, para kazanmak için çaba harcamaları, dünya işlerine yönelmeleri gerekebilir. Kök Çakra'nın güçlenmesi için seks de önemli bir araçtır.

Kök Çakra, Taç Çakra'nın diğer ucudur. Taç Çakra aracılığıyla ilahi/evrensel sisteme bağlanırken, Kök Çakra ile dünyaya bağlanırız.

Çakra Dengeleme seanslarında amacımız, kişinin mutlak sevgi bağını kuvvetlendirmek, şifa akışını kolaylaştırmak, alma–verme eşitliğini sağlamak, onu yüklerinden arındırmaktır. Farkında olarak kullanılan bu akış yaşamın kolaylık anahtarı olabilir.

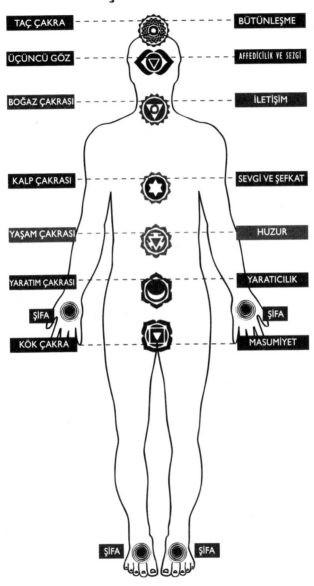

Sağ Beden ve Sol Beden

Bedenimizin solu beynimizin sağ tarafı ile çalışır. Aynı şekilde bedenimizin sağı beynimizin solu ile çalışır.

- Sol tarafımız anne ile aramızdaki ilişkiden esinlenir ve diğer tüm konuları bu ilişkinin paralelinde kurar. Sevgi, para, depresyon... ile olan ilişkilerimiz, anne ile aramızdaki ilişkinin yansımasıdır.
- Sağ tarafımız baba ile aramızdaki ilişkiden esinlenir ve diğer tüm konuları bu ilişkinin paralelinde kurar. Güç, iş-meslek, bağımlılık... ile olan ilişkilerimiz baba ile aramızdaki ilişkinin yansımasıdır. Bu nedenle aileyi anlamak, affedip af dilemek hayatın içindeki birçok konunun çözümü için çok önemlidir.
- Çift organları ve uzuvları değerlendirirken doğru çıkarıma ulaşabilmek için sağ ve soldaki tüm kriterleri gözden geçirmelisiniz.

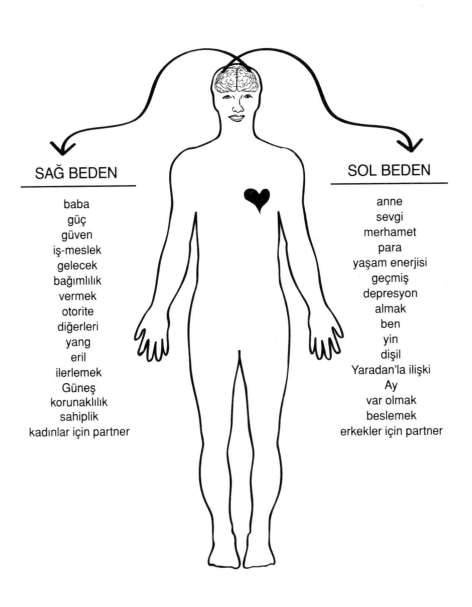

Bir'den Bütüne Açılan Kapı: Şifa

"Ben"den (ya da "sen"den) insanlığa açılan kapı: Şifa
Şifa "Bir" ile bütünün arasındaki görünmeyen bağdır. Birden bütüne açılan kapıdır. Bireyler kendi bedenleri, ruhları, bilinçaltı, duygu ve düşünceleri ile şifa bağı kurarak bedenden haneye, haneden mahalleye, mahalleden şehre, ülkeye ve dünyaya huzur aktarır.

Toplumlar insanlardan oluşur. İnsanlar nasıl ise toplum öyle olur. Tek tek insanlar negatif duygu ve düşüncelerini pozitife çevirerek istenilen topluma doğru yol alabilir. Kendi içimizdeki süreçleri aşmadan hayalimizdeki toplumu, ideal yaşamı beklemek yersizdir. Dünyanın, insanlığın ve ülkenin bir parçasıyız. Önce etkiliyor sonra etkileniyoruz. Ortak bilinç ile topluma içimizdeki her şeyi aktarıyoruz. Ortak bilinçte "kritik kütleye" yani bütüne yayılmak için yeterli yoğunluğa ulaştığında karşılığını hayatla veriyor.

Kızdığımız tüm olaylara, davranışlara öfke ile bağlanır ve onları besleyerek yaşamda kalma sürelerini artırırız. Oysaki olmasını istemediğimiz durumları, davranış şekillerini olmasını istediğimiz hale şifa ve niyetle çekebiliriz.

İnsan duygusunu, düşüncesini ve sözünü temizleyerek kendisine, nesline, ülkesine ve insanlığa hizmet etmiş olur. Buna bugün başlayalım; tüm bedensel hastalıklardan, toplumsal umutsuzluktan, geleceği tüketmekten vazgeçelim. Her birimiz sözlerde, kalplerde, zihinlerde baharın tazeliğinin dolaşmasına izin vererek ülkemizin şifasına kapı açalım.

Söylediklerinize dikkat edin, düşüncelerinize dönüşür.
Düşüncelerinize dikkat edin, duygularınıza dönüşür.
Duygularınıza dikkat edin, davranışlarınıza dönüşür.
Davranışlarınıza dikkat edin, alışkanlıklarınıza dönüşür.
Alışkanlıklarınıza dikkat edin, değerlerinize dönüşür.
Değerlerinize dikkat edin, karakterinizce dönüşür.
Karakterinize dikkat edin, kaderinize dönüşür.
                                            Mahatma Gandhi

Son Söz

Sevgili okuyucu,

Öncelikle bedenini, duygu ve düşüncelerini, içinde işleyen sistemi, organlarını tanı ve anla istedik. Bu yüzden hücreden başlayıp bedene büründük. Kendini bilen her şeyi bilir. Bir sonraki aşamada hastalıkların detaylarını da paylaşacağız.

Kitabı okurken biraz zihin ve duygu karışıklığı yaşanabilir. Belki biraz hüzün ya da neşe kendisini göstermiş olabilir. Ne olduysa en iyisidir. Her farkındalık anı iyileşmeye atılan büyük bir adımdır. Üstelik hem kişi hem de insanlık için çok büyük bir adım...

Kitap bittiğinde, son söze ulaştığında içindeki şifa hatırlanmanın sevinci ile canlanıyor. Artık sen ve şifan bütünsünüz. Şimdi kalbine odaklanmış, seni şifana gülümserken hayal ediyorum. Yerlerin ve göklerin güzel varlığı, şifan kendine ve insanlığa açık olsun.

Sevgilerimle...

Yazar Hakkında

19 Ağustos 1976 Erzurum doğumluyum. Dokuz Eylül Üniversitesi İktisat Fakültesi Çalışma Ekonomisi ve Endüstri İlişkileri Bölümünü 1998 yılında bitirdim. Ardından formasyon dersleri alarak ilkokul öğretmeni olma hakkı kazandım. 2014 yılında sosyoloji bölümünde okumaya başladım.

Özel bir bankada dokuz yıl boyunca, farklı birimlerde ve kademelerde çalıştım.

Her zaman ilgimi çeken ruhsal ve evrensel bilgiler oğlumun hastalığı sırasında ışık oldu. Hayatımı kolaylaştırdı ve aydınlattı. Oğlum sağlığına kavuştu ve ben de bu bilgileri aktaran, bu teknikleri uygulayan olmaya karar verdim. Banka hayatıma son verip eğitimler almaya başladım. Konunun uzmanlarından çok çeşitli eğitimler alarak beslendim. Kendimi geliştirmeye devam ediyorum.

Şimdilerde bireysel ve kurumsal deneyimlerimi, evrensel bilgilerimi, sezgilerimi talep eden kişiler ve firmalar için kullanıyorum. Uyum ve dengeyi kurma konusunda aracı olmaya çalışıyorum. Kurucusu olduğum Yaşam Tasarım Merkezi'nde şimdilik birbirinden farklı kırk üç seans ile insanların hizmetindeyiz.

Niyetim herkesin ve her şeyin daha iyiye gitmesidir.

Ata Çınar'ın annesiyim, şükürler olsun.

Çalışmalarımız hakkında daha detaylı bilgi almak için
ebru@ebrudemirhan.com
www.ebrudemirhan.com
adreslerinden bize ulaşabilirsiniz.